Christoph Tautz
Kinderkrankheiten – Krankheiten im Kindesalter?

W0035133

Für Renate
in Dankbarkeit für Verzicht, Geduld
und herausfordernde Gespräche.

Christoph Tautz

Kinderkrankheiten –
Krankheiten im Kindesalter?

Schulmedizinische und anthroposophisch
erweiterte Perspektiven

MAYER

Christoph Tautz, geboren 1942, studierte Musik und Medizin. Seine wissenschaftliche und klinische Ausbildung erhielt er in Ulm, Marburg und Tübingen. Er war in der klinischen Forschung auf den Gebieten Immunologie, Hämatologie und Onkologie tätig und ist seit 1978 leitender Kinderarzt am Gemeinschaftskrankenhaus Herdecke.

Die Deutsche Bibliothek – CIP-Einheitsaufnahme

Tautz, Christoph:
Kinderkrankheiten – Krankheiten im Kindesalter? :
schulmedizinische und anthroposophisch erweiterte Perspektiven /
Christoph Tautz. – Stuttgart ; Berlin : Mayer, 2000
ISBN 3-932386-30-2

ISBN 3-932386-30-2

© 2000 Verlag Johannes M. Mayer & Co. GmbH,
Stuttgart · Berlin
Umschlaggestaltung: Bruno Schachtner, Dachau
Satz: Jürgen Ullrich Typosatz, Nördlingen
Druck: Sebald Sachsendruck, Plauen

Inhalt

Allgemeiner Teil

*»Das tägliche Leben ist lehrreicher
als das wirksamste Buch.«* GOETHE

Einleitung

Warum noch ein weiteres Buch über das Thema Kinderkrankheiten? Warum müssen wir uns immer noch oder immer wieder mit diesem Thema auseinandersetzen? Stellt es denn nicht längst kein Problem mehr dar dank eines scheinbar exakt ausgearbeiteten und wissenschaftlich begründeten Impfprogramms, das zur Zeit gegen neun sogenannte Kinderkrankheiten schützt? Haben sie dadurch nicht ihren Schrecken verloren und brauchen deswegen nicht mehr mit Angst begleitet zu werden? Sind nicht sogar einige von ihnen auf dem besten Wege, ausgerottet zu werden?

Dennoch: Die Durchimmunisierungsraten lassen zu wünschen übrig! Ist dies eine Folge der zunehmenden Impfmüdigkeit in der Bevölkerung oder der nicht verstummen wollenden Kritik an Impfungen und Impfprogrammen? Oder gibt es Gründe dafür, daß wir uns immer wieder Gedanken machen um die Kinderkrankheiten und die kindliche Entwicklung? Sind es die möglichen Nebenwirkungen der Impfungen, vor denen wir uns sorgen? Erscheinen uns die Impfungen in ihrer Vielzahl doch zu risikoreich beziehungsweise undurchschaubar in ihrer immunologischen Wirkung auf den kindlichen Organismus? Sind die Gefährdungen durch Kinderkrankheiten vielleicht doch nicht so groß, daß sich Impfungen mit ihren Risiken rechtfertigen ließen? Oder kann den Kinderkrankheiten möglicherweise ein Sinn beigemessen werden, indem sie, wie immer wieder berichtet wird, die Entwicklung fördern? Sind die sogenannten klassischen Kinderkrankheiten vielleicht gar nicht gleichzusetzen mit anderen akuten Erkrankungen, wie sie häufig in den verschiedensten Formen im Kindesalter auftreten?

Offensichtlich besteht eine anhaltende Unsicherheit und zwar bei Ärzten und Eltern und damit verbunden eine Vielzahl von Fragen. Das erklärt, warum kaum ein anderes Thema in der Kinderheilkunde zur Zeit so kontrovers diskutiert wird wie das der Impfungen. Es konnte daher nicht ausbleiben, daß die gegensätzlichen Meinungen hart aufeinanderprallen, was freilich in der Folge eine Orientierung für die Eltern immer mehr erschwerte.

Die Extrempositionen lassen sich mit den Behauptungen vernehmen:

• Nicht impfen kommt einer Kindesmißhandlung gleich!
• Impfen schützt nicht – Impfen nützt nicht – Impfen schadet! [1]

Diese polaren Standpunkte mit ihren nicht selten dogmatischen und angstbesetzten Argumenten lassen erkennen, daß der jeweilige Grund dafür in einer unterschiedlichen Auffassung von Kinderkrankheiten liegt, indem sie entweder als Bedrohung oder als Chance begriffen werden. Aus dieser polaren Gewichtung ergeben sich ebenso polare präventive wie therapeutische Gesichtspunkte.

Es ist daher das Anliegen der folgenden Ausführungen, jene beiden Aspekte einander gegenüberzustellen, um den Lesern Urteilsgrundlagen und Entscheidungshilfen für den eigenen verantwortungsvollen Umgang mit diesen Fragen zu liefern. So werden einerseits Gesichtspunkte zu Krankheit, Gesundheit und kindlicher Entwicklung sowie den Kinderkrankheiten aus konventioneller Sicht mit den sich daraus ergebenden Konsequenzen geschildert, andererseits wird dieser Sicht eine Betrachtung gegenübergestellt, wie sie sich aus einer anthroposophisch erweiterten Medizin ergibt. Dabei steht das einzelne Kind mit seinen individuellen Bedingtheiten und seinem persönlichen Schicksal im Vordergrund.

Leitgedanke dieser Sicht ist: Werden wir den existentiellen Fragen nach Gesundheit und Krankheit speziell im Kindesalter gerecht, wenn wir das Kind allein als »Opfer« eines viralen oder bakteriellen Infekts betrachten? Müssen wir es im Erkranken nicht als einen sich selbst verwirklichenden »Täter« anerkennen und dieser Einsicht gemäß therapeutisch handeln?

Es werden die Fragen zu beantworten sein, wie Entscheidungen getroffen werden können, um das Kind in seiner aktuellen Situation, aber auch im Hinblick auf seine Entwicklung und die Entfaltung seiner Biographie kind- und menschengemäß therapeutisch zu begleiten.

Warum werden wir krank? Dies ist eine Frage, die sich die Menschheit seit langer Zeit stellt. Jede Kultur hat ihre eigene Form des Umgangs mit diesem Problem gefunden.

In der Antike, etwa seit dem sechsten Jahrhundert vor Christus, haben sich vor allem Philosophen wie Demokrit, Platon, Artistoteles oder Hippokrates mit diesen Fragen auseinandergesetzt und Gesundheit und Krankheit als Ausdruck eines Kräftegleichgewichts beschrieben, das sich in einer Harmonie der Körpersäfte abbildet. Isonomia (Gleichgewicht der Kräfte) und Eukrasie (Harmonie der Säfte) waren die Grundlagen für Gesundheit, die aber durch äußere und innere Faktoren gestört werden konnten und sich dann als Krankheit (Dyskrasie) äußerten.

Heute sehen wir in der physiologisch ausgeglichenen »Hygiodynamik« eines ständigen Wechsels von fremdbestimmter (heteronomer) Leistungsanforderung und eigenbestimmter (autonomer) Erholung die Basis für ein in hohem Maß labiles Gleichgewicht, das wir Gesundheit nennen.[2] Dennoch kann die Medizin gegenwärtig eine eindeutige Definition von Gesundheit und auch Krankheit im Sinne einer klaren Diagnose nicht geben, wie dies ausführlich von dem Mediziner und Wissenschaftler G. Kienle herausgearbeitet wurde.[3] Es bleibt also die bemerkenswerte Tatsache bestehen, daß wir zwar von Gesundheit und Krankheit sprechen und dem Menschen zum Teil eingreifende Maßnahmen zumuten, aber eigentlich nicht wissen, was Krankheit und Gesundheit wirklich sind. So schreibt zum Beispiel der Medizinhistoriker H. Schipperges: »Die historischen Untersuchungen wie auch alle systematischen Überlegungen haben uns gelehrt, auf einen Gesundheitsbegriff zu verzichten. Gesundheit ist weder ein Zustand oder Besitz noch ein Ziel.«[4]

Und der Evolutionsbiologe W. Schad folgert daraus: »Wir müssen also das Fazit ziehen, daß es eine Bestimmung von Gesundheit und Krankheit als einen eindeutig identifizierbaren Status nicht gibt. Beide Begriffe sind – genaugenommen – keine diagnostischen Begriffe. Dieses Ergebnis einer langen medizinhistorischen Grundlagendiskussion sollte akzeptiert werden.«[5]

Krankheit und Gesundheit können demnach nicht scharf voneinander getrennt werden. Dies sei an einigen Beispielen erläutert.

Bei einem Menschen wird aus einem bestimmten Grund eine Hirnstromkurve (EEG) abgeleitet und zeigt deutlich pathologische Wellen, ohne daß er bisher Krämpfe oder andere neurologische Ausfälle gehabt hätte. Ein anderer Mensch zeigt völlig normale Laborwerte und fühlt sich subjektiv wohl, dennoch beginnt gerade ein Tumor zu wachsen. Sind diese beiden Menschen gesund oder krank? Es ist bekannt, daß wir als gesunde Menschen tagtäglich Tumor- oder leukämieähnliche Zellen produzieren, ohne dabei zu erkranken, da der Organismus sie immunologisch erkennt und eliminiert. Wir müssen uns fragen: Sind wir denn überhaupt jemals gesund?

Wenn wir eine Infektionskrankheit durchmachen mit hohem Fieber, Schwellung von Schleimhäuten, ausgeprägter Sekretbildung und vielleicht auch Schmerzen, so sind dies Prozesse, die eindeutig als aktive Leistungen des Organismus der Heilung dienen und als Selbstheilungsvorgänge oft zu einer Immunität und zu einem erhöhten

Maß an Gesundheit führen. Wir sehen also: Gesundheit und Krankheit sind nicht eindeutig voneinander zu trennen.

Besonders an dem letzten Beispiel mag deutlich werden, daß im zeitlichen Verlauf aus einem Krankheitsvorgang eine neue Ebene von Gesundheit erreicht werden kann, was ohne den vorausgehenden Krankheitsablauf so nicht möglich gewesen wäre. Es kann also die Frage gestellt werden: Hatte die Erkrankung das Ziel einer vermehrten, beziehungsweise gesteigerten Gesundheit? Knapp umrissen formuliert W. Schad diesen Tatbestand folgendermaßen: »Meine These ist, daß wir letztlich damit nicht eine Diagnose geben, sondern eine Prognose: mit ›gesund‹ bezeichnen wir jenen Organismus, dessen Zukunftsmöglichkeit nicht vorzeitig eingegrenzt ist. ›Krank‹ zu sein hingegen besagt, einer temporären oder endgültigen vorzeitigen Zukunftsbegrenzung zu unterliegen. Wir sprechen dabei jedes Mal eine Option auf die jeweils veranschlagte Zukunft aus.«[6]

Mit diesen prognostischen Beschreibungen ist erreicht, daß wir unter Gesundheit Handlungsfähigkeit und damit Entwicklungsmöglichkeit verstehen können. Und wie ist demnach Krankheit aufzufassen? Auch sie hat einen Zukunftsbezug im Sinne einer Option: In ihrer engen Verschränktheit mit Gesundheit verwirklicht sich in ihr eine Potenz, immer mehr zu können, als verwirklicht ist. Wir können also sagen, daß durch den Prozeß einer »temporären oder vorzeitigen Zukunftsbegrenzung« nicht nur eine Behinderung, sondern auch die Möglichkeit einer zukünftigen Bildungspotenz, einer neuen Entwicklung, eines »Mehr-als-Bisher« erreicht werden kann. Insofern kann sich aus dem Mysterium Krankheit die Kraft für

Zukünftiges entfalten, sie wird zum Nadelöhr für die Chance einer Weiterentwicklung.

Sind Kinderkrankheiten Krankheiten im Kindesalter?

Diese bewußt thesenhaft formulierte Überschrift bedarf der Erläuterung.

Im allgemeinen Sprachgebrauch verwenden wir den Begriff Kinderkrankheiten in einem bestimmten Sinn. Wir bezeichnen damit Erkrankungen wie Masern, Mumps, Keuchhusten, Windpocken usw., wie sie typischerweise im Kleinkindalter auftreten und früher von fast jedem Kind »durchgemacht« wurden – man ging eben durch sie hindurch und hatte es dann geschafft. Diese Krankheiten gingen zwar mit unterschiedlich langen und unterschiedlich heftigen Krankheitsphasen einher und waren mit einem gewissen Leiden verbunden, doch gehörten sie in einer bestimmten Weise in die frühe Phase der menschlichen Entwicklung, die wir Kindheit nennen. Man verstand sie nicht unbedingt als Krankheit.

In diesem Zusammenhang ist es interessant, daß auch heute noch in anderen Kulturen, zum Beispiel in Georgien, jene Ereignisse nicht direkt als Krankheit angesehen, sondern als »Herren« bezeichnet werden. Diesen »Herren« muß ein würdiger Empfang bereitet und bestimmte Bedingungen müssen ihnen geboten werden, damit sie sich als »Gäste« wohlfühlen und nach ihrem Besuch dann auch wieder befriedigt verabschieden können. Sie dürfen nicht gekränkt oder gar hinausgeworfen werden, da sie sonst Schaden anrichten, möglicherweise zornig wiederkommen und sich rächen. Insofern werden sie ehrerbietig und mit Freude aufgenommen, versorgt, gepflegt und beim Abschied mit Dank hinausbegleitet.

In unserer hochtechnisierten westlichen Zivilisation am Beginn eines neuen Jahrtausends sind wir inzwischen weit von einer solchen Einstellung entfernt. Wir sind daran gewöhnt worden, in den Kinderkrankheiten ernsthafte Bedrohungen für die Kinder zu sehen, und setzen daher ein aufwendiges prophylaktisches Impfprogramm in Gang, nicht nur, um diese Krankheiten zu verhindern, sondern mit dem Ziel, sie letztlich auszurotten. Wir betrachten sie in gleicher Weise wie die anderen möglichen Krankheiten im Kindesalter wie zum Beispiel Bronchitis, Lungenentzündung, Otitis, Tonsillitis, Gastritis und Rheuma, Asthma oder Colitis. Der einzige Unterschied und »Vorteil« besteht darin, daß sie ursächlich offenbar auf einen Erreger zurückgeführt werden können, gegen den immunologisch durch Impfungen vorgegangen werden kann. Wäre dies für die chronisch-rezidivierende Leiden wie Rheuma, Asthma, Colitis oder Neurodermitis auch möglich, würden sicherlich auch dagegen Impfstoffe entwickelt. Für diese Erkrankungen im Kindesalter sind allerdings keine Erreger als mögliche Ursache bekannt, so daß man in der konventionellen Medizin gegen die entsprechenden Symptome vorgeht und diese zu unterdrücken sucht.

Bereits diese kurze Charakterisierung der Kinderkrankheiten mit den Möglichkeiten der Impfung läßt erkennen, daß die Ursachen von Leiden und Krankheit weniger im Individuum als vielmehr in seiner Umwelt gesehen werden. Vor dieser Umwelt gilt es das Kind zu schützen!

Wir halten den Menschen prinzipiell für gesund und

betrachten Krankheit als eine Störung des Organismus, deren Ursache in definierbaren Faktoren, zum Beispiel einer toxischen Substanz oder einem Partikel als Bakterium oder Virus, jedenfalls in seiner Umgebung zu suchen ist. Der Mensch kann so als hochkomplizierte Maschine mit komplexen physiologischen und biologischen Abweichungen verstanden werden, wobei der Nachweis von Bakterien oder Viren den kausalen Zusammenhang zwischen Umwelt und Krankheit bestätigt, insbesondere dann, wenn durch Medikamente oder Impfungen, die gegen die Erreger gerichtet sind, Krankheiten eliminiert beziehungsweise verhindert werden können.

So gesehen ist der Mensch stets Opfer einer Krankheit. Diese Tatsache spiegelt sich auch in der Umgangssprache wider. Wir sprechen davon, daß wir von einer Krankheit »befallen« worden sind, oder »es hat uns erwischt«, oder »ich bin angesteckt worden«. In jedem Fall geschieht etwas mit uns, wir sind der Schauplatz, auf dem sich das »Unglück Krankheit« abspielt. Wir selbst sind – weitgehend – unbeteiligt und Opfer dieser außermenschlichen Angriffe.

Krankheit: Leiden oder Herausforderung?

Heteronom oder autonom orientiertes Krankheitsverständnis

Die Perspektive des Menschen als Opfer einer Krankheit entspricht einem heteronomen, das heißt fremdbestimmten Verständnis von Krankheit. Diese Sicht kann nach dem Mediziner P. F. Matthiessen[7] in folgende Thesen zusammengefaßt werden.

Ein heteronom orientiertes Krankheitsverständnis

- zielt auf das Erklären der Lebenserscheinungen durch Kausal- beziehungsweise Konditionalanalyse einzelner Wirkmechanismen.
- versteht Erkrankung und Gesundheit als Ursache-/ Wirkungsbeziehung.
- versteht Krankheiten als durch äußere Einflüsse verursacht.
- orientiert sich primär an Befunden (Symptomen).
- versteht Krankheitssymptome als Resultat normabweichender Kausalketten.
- versteht Krankheit als passive Funktionsstörung und Krankheitssymptome als Funktionsdefizite.
- sucht eine kausale Erklärung der Symptome: »Woher resultieren die Symptome?«
- fragt: »Inwiefern führen äußere Belastungen zu Verschleiß und Funktionsminderung?«
- stellt fest: »Es gibt viele Krankheiten, aber nur eine Gesundheit.«

Diese Sicht repräsentiert eine konsequent naturwissenschaftlich geprägte Haltung, wie sie dem heutigen Medizinbetrieb überwiegend zugrunde liegt. Doch bei näherer Betrachtung wirft eine derartige, ausschließlich heteronom orientierte Sicht Fragen auf.

Ihr Ausgangspunkt ist, daß Krankheiten ihren Ursprung in der Umwelt haben. Vor allem die Beschreibung des Verlaufs von Infektionskrankheiten macht diesen Zusammenhang deutlich. Wir nehmen die Vermehrung eines bakteriellen Erregers im Gewebe eines Menschen als Erklärung für die Krankheit. Damit klammern wir aber die Bedeutung individueller Bedingungen und Faktoren aus. Ein Beispiel soll dies vertiefen.

1976 trat bei einem Treffen amerikanischer Kriegsveteranen eine rätselhafte Lungenentzündung auf, die viele der Teilnehmer befiel und 34 Todesfälle nach sich zog. Zunächst konnte kein Erreger nachgewiesen werden. Erst später entdeckte man den schwer identifizierbaren Keim (Legionella pneumophilia) und schien damit im Sinne einer Kausalkette die Ursache für diese Epidemie geklärt zu haben. Bei weiteren Untersuchungen mußte man jedoch feststellen, daß dieser Organismus weit verbreitet war, sich in fast allen stehenden Gewässern fand, aber auch in der Klimaanlage des Hotels, in dem die Veteranen untergebracht waren, allerdings hatte keiner der Hotelangestellten diese Lungenentzündung erlitten. Man mußte also annehmen, daß es besonderer Bedingungen bedurfte, die nicht primär mit dem sogenannten Erreger zusammenhingen, um diese Erkrankung auszulösen. Wie eine Untersuchung von 65 Patienten mit Legionärskrankheit, eben jener Lungenentzündung, ergab, hatten 61 Patienten zuvor andere Krankheiten gehabt. Viele waren mit Immunsupressiva und Antibiotika behandelt worden, nur vier waren vorher völlig gesund gewesen. Insofern mußte man davon ausgehen, daß eine gewisse individuelle Komplexität von Bedingungen die Grundlage für das Auftreten dieser Erkrankungen war und nicht allein das Vorhandensein des Erregers.

Weitere Beobachtungen zeigten, daß der Kausalzusammenhang von Erreger und Krankheit als alleinige Erklärung nicht ausreicht. So wird der Rückgang von Infektionskrankheiten immer wieder auf die Entwicklung von potenten Medikamenten wie Antibiotika und Impfstoffe zurückgeführt. Dies trifft allerdings nicht in vollem Umfang zu. So ist zum Beispiel für die Tuberkulose bekannt, daß der Rückgang der Todesfälle längst *vor* Entdeckung des Tuberkelbazillus erfolgte. Die Sterblichkeit an Tuberkulose betrug in der Mitte des 19. Jahrhunderts etwa 3000 pro 1 Million und lag ungefähr bei 1500, als der Bazillus identifiziert wurde. Sie sank weiter ab und betrug etwa 500, als erstmalig ein spezifisches Tuberkulostaticum Mitte der Vierziger Jahre dieses Jahrhunderts zur Verfügung stand. Erst etwa zehn Jahre später konnte ein Impfstoff eingesetzt werden. Zu diesem Zeitpunkt lag die Sterblichkeit bereits unter 200 pro 1 Million.

Auch für den Keuchhusten und die Masern lassen sich vergleichbare Verhältnisse zeigen: Anfang des 20. Jahrhunderts betrug die Sterblichkeit an Keuchhusten bei Kindern um 850 pro 1 Million, als der Erreger des Keuchhustens entdeckt wurde. Bei Verfügbarkeit eines Impfstoffs lag die Sterblichkeit unter 100.[8]

»Obwohl Impfstoffe Krankheiten fast 100%ig zu verhindern oder zumindest entscheidend abzuschwächen vermögen, wurden viele erst entwickelt und eingeführt, als ihre Zielkrankheiten bereits spontan zurückgegangen waren.«[9] So die Feststellung des Epidemiologen L. A. Sagan.

Hinweise auf den nicht bestehenden alleinigen Zusammenhang mit einem sogenannten Erreger als Ursache für eine Erkrankung lassen sich auch bei anderen Krankheitserscheinungen finden. So ist bekannt, daß eine Verbindung zwischen Streptokokkeninfektion und der Entstehung von rheumatischen Erkrankungen besteht. Diese Assoziation wird als Beweis für einen Kausalzusammenhang zwischen Streptokokken und rheumatischem Fieber gedeutet. Reihenuntersuchungen in Schulen und Kindergärten haben aber immer wieder gezeigt, daß Streptokokken im Rachen von etwa 30% der Kinder bakteriologisch nachweisbar sind, diese aber klinisch gesund bleiben und keinerlei Infektzeichen aufweisen.

Diese Beispiele mögen genügen, um darauf hinzuweisen, daß eine alleinige, monokausale Ursachenbeziehung für das Entstehen einer Krankheit durch einen Angreifer (Erreger) von außen (Umwelt) nicht genügt. Auch das Postulat multifaktorieller Ursachen zur Krankheitsentstehung ändert daran prinzipiell nichts. Ein heteronom orientiertes Krankheitsverständnis wird dem Problem des Erkrankens beim Menschen nicht gerecht.

Wenn wir dagegen versuchen, uns dem einzelnen Menschen, dem individuellen Kind zuzuwenden, stellen wir bewußt die jeweiligen Bedingungen und Lebenszusammenhänge, in denen das Kind steht, in den Vordergrund. Aus einer solchen Perspektive können folgende Fragen entstehen:

• Welche Rolle spielt der Organismus im Krankheitsgeschehen, wenn er nicht nur Schauplatz eines Angriffs von Erregern und Ort einer Auseinandersetzung mit ihnen sein soll?

- Welche Formen von Eigenleistungen kann der Organismus hervorbringen und was drückt sich in diesen aus?
- Welche organismischen Eigengesetzlichkeiten zeigt ein heranwachsender Mensch im Wechselspiel mit seiner Umwelt?

Die vielleicht bedeutendste Frage lautet somit:

- Ist die kindliche Entwicklung ohne Herausforderungen und Eigenleistungen, ohne aktive Auseinandersetzung mit der Umwelt möglich?

Und unausweichlich stellt sich die Frage:

- Sind denn die Kinderkrankheiten, wie sie typischerweise in den frühen Jahren auftreten, überhaupt als *Krankheiten* aufzufassen? Dürfen sie im gleichen Atemzug mit Rheuma, Asthma, Colitis, Neurodermitis, Nephritis und zusammen mit der großen Zahl von Infektionskrankheiten genannt werden? Haben sie den gleichen Charakter wie diese Erkrankungen?

Diese Fragen weisen auf ein wesentliches Unterscheidungsmerkmal nämlich die Immunität hin, die sich das Kind erwirbt, wenn es Masern, Windpocken et cetera durchmacht. Sie – die Immunität – besteht in der Regel lebenslang und ist in dieser Form durch nichts anderes zu erreichen als durch *Bewältigung* dieser sogenannten Krankheiten. Im Gegensatz dazu ist die durch Impfung induzierte Immunität zeitlich begrenzt und meist nicht so sicher wie die natürlich erworbene. Es kann daher postuliert werden, daß ein Kind nach einer klassisch durchgemachten Kinderkrankheit ein Mehr an Gesundheit besitzt. Ja, es könnte sogar die Vermutung auftauchen, ob es über die spezifische Immunität gegen eine bestimmte Kinderkrankheit hinaus nicht noch einen sogenannten Zusatznutzen gibt, der sich erst im weiteren Verlauf der Biographie in einer geringeren Häufigkeit und Schwere des Auftretens anderer Erkrankungen zeigt.

Sind Erwachsene, die Kinderkrankheiten durchgemacht haben, gesünder als diejenigen, die weniger oder keine bewältigt haben? Dem soll in einem der folgenden Kapitel noch nachgegangen werden.

Es taucht also die Frage auf, ob die typischen Kinderkrankheiten überhaupt als *Erkrankungen* im Kindesalter aufzufassen sind oder ob nicht ein anderes Verständnis ihrer Erscheinungen gesucht werden muß, was aber eine andere Vorstellung von Krankheit voraussetzt.

Wie im vorausgegangenen Abschnitt über das heteronom-orientierte Krankheitsverständnis deutlich wurde, ist eine Ursachenbestimmung aus der Umwelt in Form von krankmachenden Erregern allein nicht ausreichend, und wir sind genötigt, auch eine autonom-orientierte Position einzunehmen, das heißt, den Organismus als einen eigentätigen zu erkennen.

Nicht nur, daß er eine Abwehrtätigkeit und oft eine Immunität oder zumindest eine Überwindungsleistung entwickelt, er kann auch als Hervorbringer der Krankheit im Wechselspiel mit der Umwelt verstanden werden. Dabei stellt die Krankheit eine aktive Funktionsäußerung des Organismus dar und nicht das Resultat einer normabweichenden Kausalkette. Sie entwickelt sich als eine veränderte Gesamtleistung und wird nicht als Symptom eines Funktionsdefizits verstanden. Krankheitssymptome lassen Ausgangsdispositionen für gelingende oder mißlingende Entwicklungen erkennen, in jedem Fall sind sie aber mit Selbstheilungsprozessen verbunden. Mit diesen Vorgängen der Selbstheilung, die tief im Organismus verankert die Grundlage des Existenzerhalts ausmachen, ist stets ein Ziel verbunden. Symptome stellen also nicht nur das Ergebnis irgendwelcher Einwirkungen oder »Verletzungen« des Organismus von außen dar, sondern sind zugleich Ausdruck einer richtunggebenden Aktivität und zwar nicht nur mit dem Ziel einer möglichen Heilung, sondern auch einem potentiellen Mehr an Gesundheit. Eine Zusammenfassung dieses autonom-orientierten Verständnisses von Krankheit und ihrer Symptome soll das verdeutlichen.[10]

Ein autonom orientiertes Krankheitsverständnis

- zielt auf Verstehen durch synthetisches Erfassen der organismischen Eigengesetzmäßigkeiten.
- versteht Erkrankung und Gesundung als Zeit-Reaktionsbeziehung.
- versteht Krankheit als Eigenleistung des Individuums im Wechselspiel mit der Umwelt.
- orientiert sich an Befunden im Wechselspiel mit dem Befinden.
- versteht Krankheitssymptome als aktive Funktionsäußerungen des Organismus.
- versteht Krankheit als aktive, veränderte Gesamtleistung und Krankheitssymptome als Ausgangspunkt für gelingende oder mißlingende Selbstheilungsprozesse.

- sucht eine finale Deutung der Symptome: »Worauf zielen die Symptome?«
- fragt: »Inwiefern können äußere Belastungen zu aktiven Anpassungsleistungen und sogar zu einem erhöhten Maß an Gesundheit führen?«
- stellt fest: »Es gibt so viele Gesundheiten, wie es Menschen gibt.«

Kinderkrankheiten als Weg zur Immunkompetenz

Fieber und Infektion

Warum müssen wir uns mit dem Thema Fieber und Infektion beschäftigen? Unkenntnis und falsche Einschätzung der Zusammenhänge können für ein Kind unbeabsichtigte, lebenslange Folgen haben. Fast jede Kinderkrankheit, aber auch jede akute Krankheit im Kindesalter geht mit Fieber einher. Viele Eltern haben dabei die Frage, welche Bedeutung und welchen Sinn das Fieber hat. Stellt es eine Bedrohung dar? Ist es wichtig oder gar notwendig für das Überstehen der Krankheit? Wie hoch darf es überhaupt steigen, ohne dem Kind zu schaden? Und wie lang darf es anhalten?

Auch hier ist es meist zur unreflektierten Gewohnheit geworden, die Ursache für das Fieber in einem Erreger, einem von außen eingedrungenen »Angreifer« zu sehen. Man versucht dann häufig einen Virus oder einen bakteriellen Erreger zu definieren, selten auch eine direkt fieberauslösende Substanz oder eine andere, von außen einwirkende Ursache. Darüber hinaus erleben der Patient beziehungsweise die Eltern oft zu Beginn den Temperaturanstieg subjektiv als das eigentliche Hauptproblem, so daß nicht selten das Fieber selbst schon als Krankheit empfunden und das eigentliche Kranksein wie überdeckt beziehungsweise übersehen wird. Die Folge davon ist die gängige Praxis, gegen die »Krankheit Fieber« reflexartig pharmakologisch vorzugehen in Form von fiebersenkenden Mitteln, meist als Zäpfchen und sehr häufig auch zusammen mit einem Antibiotikum. Weitgehend willkürlich legt man dafür die magische Grenze von 38,5° fest, jenseits derer dann eingegriffen werden muß, um das Kind nicht zu gefährden.

Die Auffassung, daß Fieber eine Gefahr darstellt und daher als Signal für die Notwendigkeit einer in der Regel medikamentösen Behandlung gesehen wird, bestand nicht immer. Sie hat sich erst im Verlauf der letzten 150 Jahre entwickelt.[11] So sahen die Hippokratiker im Fieber das Grundbild einer Kochung im Menschen, die ihr Vorbild im Makrokosmos hatte. Im Fieberprozeß spiegelte der Mikrokosmos Mensch die außermenschlichen Kräfte der Sonne und ihrer lebenerhaltenden Vorgänge wider. In der Wärme der sonnendurchfluteten Welt empfand man eine große Küche, die der fiebernde Mensch im Kleinen ein zweites Mal in sich trägt. Im Fieber erkannte man Kräfte, die sich im Menschen individualisieren.

Bei Paracelsus ist im Fieber der ganze Organismus mit jedem Organ entzündet, um alle »Verhärtungen« und »Schlacken« durch die Wärme wie Salz in erwärmtem Wasser aufzulösen und vergehen zu lassen beziehungsweise auch auszuschwitzen. »Und wenn das Salz bewältiget wird, so ist die Hitze hinweg.«[12] So verdaut und eliminiert der Organismus mit Hilfe des Fiebers, was sich in ihm als krankmachende Verhärtung und Verkalkung, als salzartige Substanz abzulagern droht.

Forschende Ärzte wie G. E. Stahl und H. Boerhaave beschrieben Anfang des 18. Jahrhunderts das Fieber als »eine Täthigkeit […], welche auf Austreibung der im Körper herumirrenden tötlichen, eine Zersetzung desselben bewirkenden Stoffe hingerichtet ist«, und Aufgabe des Arztes sei es, all die Hilfe »auf das Selbständige, Täthige im Körper gerichtet sein« zu lassen »wie es zur Erhaltung und

Wiederherstellung desselben nothwendig in einer schönen Ordnung und Folgereihe rücket«.[13] Dies zu erkennen gebe »vorzüglich die Fieberlehre [...] die beste Gelegenheit«. Hier wird also ein »selbständig Täthiges« im Sinne von Selbstheilungskräften angesprochen, das mit Hilfe des Fiebers eine Bewältigung der Krankheit bewirkt.

Hundert Jahre später begann sich die Auffassung des Fiebers bereits deutlich zu ändern. Für den Arzt Ch. B. Hufeland war der Grundcharakter des Fiebers die »erhöhete Täthigkeit des Gefäßsystems und ein beschleunigter Lebensprozeß mit der damit unzertrennlich verbundenen vermehrten Wärmeerzeugung im Organismus«. Dennoch betonte Hufeland eindringlich: »[...] man vergesse nie, daß bei jedem hitzigen Fieber die Naturkraft das eigentliche Heilungsprincip ist, daß das Fieber selbst der Heilungsproceß ist, wodurch allein die kritischen Umänderungen, Entscheidungen und Wiederherstellung des Gleichgewichts bewirkt werden, ja, daß in unzähligen Fällen die Natur selbst dadurch ganz allein die Krankheit hebt, – daß folglich der Zweck der Kunst keineswegs ist, das Fieber selbst auch töten, sondern nur, diese Operation so zu leiten, *daß sie ihren Zweck, eine vollkommene Krisis zu bewirken, erreiche, und daß demnach die Kunst dabei nichts-weiter-thun kann, als die Hindernisse derselben zu entfernen, und die Naturkraft, wenn sie zu heftig aufgereget ist, zu mäßigen, wenn sie zu schwach ist, sie zu erheben und zu stärken, genug, den Mittelgrad ihrer Täthigkeit zu erhalten, der allein die kritische Operation bewirken kann.*«[14]

In den folgenden Jahrzehnten setzt sich dann allerdings immer mehr die Auffassung durch, daß der Mensch als hochkomplizierte Maschine eine Vielzahl von Funktionen besitze und dieser leiblichen Maschine dabei auch als Reflexmechanik das Fieber hineinkonstruiert worden sei. Insofern gelten im menschlichen Körper die gleichen physikalischen Gesetze wie in der Außenwelt, »seit dem es auch unzweifelhaft geworden ist, daß der Organismus in Bezug auf die Gesetze der Wärmeproduction und der Wärmevertheilung vor einem Ofen nichts voraus hat, und das, wenn er leistet, was einem solchen nicht möglich wäre, dies nur geschehen kann vermöge einer besonderen Zweckmäßigkeit der Einrichtungen, welche die Intensität der Verbrennung und die Abgabe der Wärme reguliren,« wie dies der Arzt und Naturforscher C. Liebermeister beschreibt.[15]

Damit war eine völlige Umkehr im Verständnis von Fieber eingetreten. War es bei Hippokrates eine Tätigkeit im Kleinen, um den Organismus zu erhalten, was im Großen der Tätigkeitskraft der Sonne entspricht, mit der sie die Welt belebt, und sah Paracelsus das Fieber als eine zielgerichtete, aktive Leistung des lebendigen Organismus, um Krankheitstendenzen zu überwinden, so kehrte sich mit dem neuen Bild des Menschen als Maschine auch das Verständnis von Fieber um als letztlich eine von Gesetzen der Physik bestimmte Funktion. Gleichzeitig bildeten diese Vorstellungen die Grundlagen für die verschiedenen regulativen Abläufe, die mit der Definition eines Wärmeregulationszentrums im Gehirn verbunden sind. Man verstand das Fieber nun als die Folge einer Schädigung dieses Zentrums, das dadurch seine Aufgabe, die Körpertemperatur auf einem bestimmten Nieveau zu halten, nicht mehr erfüllen kann.

Die heutige Physiologie sieht im Fieber eine Sollwertverstellung der zentral vom Gehirn (Hypothalamus) regulierten Körpertemperatur. In diesem Zentrum erfolgt die Integration aller eingehenden Signale der verschiedenen Temperaturfühler in Form der innerhalb und an der Oberfläche des Organismus gelegenen Wärme- und Kälterezeptoren. Vom Zentrum aus werden dann durch verschiedenste Botenstoffe auf dem Blutweg und direkt über Nervenbahnen Regulations- und Kompensationsprozesse in Gang gesetzt. Dies geschieht zum Teil über die Skelettmuskulatur als Ort der Wärmebildung durch Zittern – wie beispielsweise beim Schüttelfrost – und die Hautoberfläche, über die durch Konvektion und Schwitzen Wärme abgegeben werden kann. Über diese Mechanismen ist der Organismus in der Lage, trotz wechselnder äußerer Temperaturen und unterschiedlicher körperlicher Aktivitäten im gesunden Zustand eine relativ konstante Körperkerntemperatur aufrechtzuerhalten.

Gegenstand der Kausalitätsforschung der Physiologie, Biochemie und Immunologie im ausgehenden 20. Jahrhundert war die Frage, wie und auf welchem Weg eine zentrale Sollwertverstellung bewirkt werden kann. Ohne auf die Vielzahl der zum Teil sehr komplexen Regelketten eingehen zu können, sollen hier nur die wesentlichen Abläufe, wie sie heute gesehen und beschrieben werden, interessieren.

Wir wissen, daß eine große Zahl von Infektionskrankheiten mit Fieberreaktionen einhergeht, aber auch andere sogenannte Systemerkrankungen sind mit Fieber verbunden. Immer wird aber nach einem stofflichen beziehungsweise korpuskulären Erreger gesucht, den man bei den Infektionskrankheiten zum Beispiel in Gestalt eines Virus oder Bakteriums an Körperoberflächen oder im Blut identifizieren kann. Bei den Systemerkrankungen wie etwa bei Tumoren oder Leukämien kennt man diesen allerdings nicht. Diese sogenannten Erreger tragen an ihrer Oberfläche Strukturen, die im menschlichen Organismus direkt fieberauslösend wirken, indem sie in den Leukozyten (weißen Blutkörperchen, Monozyten und Lymphozyten) die Bildung von feinen Eiweißstoffen (Pyrogene, Nukleotide, Steoride, Interleukine) induzieren. Diese werden ins Blut abgegeben und führen zu einer zentralen Veränderung des Sollwerts. Die Folgen sind nicht nur ein Anstieg der Körpertemperatur mit vermehrter Wärmeproduktion, sondern auch eine Erhöhung der Stoffwechseltätigkeit in Form einer Steigerung des eigenen Grundumsatzes mit Mehrdurchblutung, Schwellung und Rötung der Gewebe sowie Aktivierung des Immungeschehens und Beeinflussung des Elektrolythaushaltes, womit Verschiebungen im Wasserhaushalt verbunden sind. Demgegenüber sind aber auch körpereigene, gegen das Fieber gerichtete Prozesse nachweisbar, die sich beispielsweise in der frühen Säuglingszeit bei Mutter und Kind, aber auch im höheren Alter als verminderte Empfindlichkeit gegenüber sonst auslösenden Faktoren sowie in den bekanntlich individuell sehr unterschiedlichen Stärken von Fieberreaktionen zeigen.

Es ist die Frage also durchaus berechtigt, ob das Fieber als besondere Leistung des Organismus Ausdruck einer notwendigen, sinnvollen Selbstbehauptung ist oder ob es das Ergebnis einer letztlich krankhaften körperlichen Störung mit mehr oder weniger bedrohlichen Beeinträchtigungen darstellt. Oder anders ausgedrückt: Ist der menschliche Organismus im Fieber Täter oder Opfer?

Wie wir gesehen haben, ist Fieber einerseits mit einer vermehrten Wärmeproduktion, andererseits mit einer erhöhten Stoffwechseltätigkeit verbunden. Welcher der beiden Vorgänge für die Erregerabwehr bedeutsamer ist, hat die medizinische Forscher schon immer interessiert. Eine Vielzahl überwiegend tierexperimenteller Studien machte deutlich, daß eine von außen zugeführte Wärme als sogenannte Hyperthermie zu unterscheiden ist von einer von innen, durch Fieber hervorgerufenen Temperaturerhöhung. Unter körpereigenen, endogenen Fieberzuständen in physiologischem Rahmen erwies es sich, daß

- die Vermehrung von Bakterien und Viren deutlich gehemmt ist,
- die Beweglichkeit der weißen Blutkörperchen im Sinne vermehrter Freßtätigkeit gesteigert ist,
- die Fähigkeit des Abtötens der in die Blutzellen aufgenommenen Bakterien und Viren zunimmt und
- die Aktivität der Lymphozyten in Form von Antikörperbildung zunimmt.

Demgegenüber wirkte sich eine Hyperthermie deutlich weniger wirkungsvoll aus. Noch schwerwiegender waren die negativen Auswirkungen auf Erregerabwehr und Heilung, wenn bei vorliegenden Infektionen die Temperatur künstlich oder pharmakologisch gesenkt wurde. Naturgemäß liegen hierfür überwiegend Versuche an Tieren vor, die zeigen, daß infizierte Hasen und Ratten unter fiebersenkenden Maßnahmen mit erhöhter Wahrscheinlichkeit sterben. Aber auch beim Menschen wurde beschrieben, daß Kinder mit Windpocken unter fiebersenkenden Maßnahmen sich langsamer erholen als solche ohne Medikamente gegen das Fieber. Ebenso war die Rückbildung bei virusbedingten Erkältungen deutlich verzögert, wenn Fiebermittel genommen wurden gegenüber einer Gruppe, die ohne solche Pharmaka untersucht wurde.[16] Auch ist in diesem Zusammenhang von Bedeutung, daß eine physikalische Temperatursenkung beispielsweise durch kühle Abwaschung oder Wadenwickel subjektiv Erleichterung verschafft, aber die für die Infektabwehr bedeutsamen Reaktionen nicht beeinflußt.[17]

Umgekehrt sind Temperaturerhöhungen im Rahmen von infektiösen Zweiterkrankungen auf dem Boden einer bestehenden Grunderkrankung besser erforscht. Dies verdeutlichen bereits klinische Studien zu Beginn des 20. Jahrhunderts: Man beobachtete, daß bei Syphilliskranken nach einer zusätzlichen Infektion mit Malaria die Grunderkrankung sich besserte. Für Gonorrhoe, Lepra und andere Autoimmunerkrankungen sind ebenfalls günstigere Verläufe beschrieben worden, wenn durch eine infektiöse Zweiterkrankung länger anhaltende Fieberreaktionen auftraten. Vergleichbar günstigere Krankheitsverläufe bei zusätzlichen Infektionen sind auch für die Multiple Sklerose durch Windpocken und für eine schwere Nierenerkrankung, das Nephrotische Syndrom, durch Masern beschrieben worden.[18]

Fassen wir zusammen: Fieber ist also eine aktive Leistung des Organismus, die dieser hervorbringen kann als eine »Kochung«, um »Verhärtungen«, wie sie als Ergebnis von gesteigerten Abbauprozessen und »Erkältungen« auftreten können, wieder aufzulösen beziehungsweise zu überwinden. Dabei stellen Wärme und in gesteigerter Form das Fieber selbst physiologische Grundbedingungen dar, wie sie für den Erhalt aller menschlichen Lebensfunktionen notwendigerweise vorhanden sein müssen. Mit Beginn der Neuzeit und den Anfängen der Naturwissenschaft bekam das Fieber zunehmend einen eher reaktiven Charakter. Man brachte sein Auftreten in ursächlichen Zusammenhang mit dem Eindringen von Erregern und deren Wirkung auf Blutzellen, wobei es durch die Vermittlung von Botenstoffen aus den Zellen über einen komplizierten Regelmechanismus durch Sollwertverstellung zu einer Temperaturerhöhung kommt. Damit erschien das Fieber als Reaktion auf eine Einwirkung von außen und der Organismus als sein »Opfer«. Gleichzeitig mit dieser Entwicklung wurden auch pharmazeutisch wirksame Stoffe entdeckt, die dagegen gerichtet waren. Konträr zu diesen Entwicklungen ergaben Beobachtungen an Patienten sowie klinische Studien eindrucksvolle Hinweise auf die heilungsfördernde Wirkung des Fiebers, so daß sich das Interesse seinen Positiveffekten zuzuwenden begann, indem man beispielsweise aufmerksam wurde auf die Immunkompetenz des Organismus und deren Steigerung durch Fieber. Damit wendete sich die Blickrichtung wieder mehr seiner aktiven Seite und seinen heilungsfördernden Wirkungen zu.

Auch die folgenden Kapitel rücken diesen Aspekt in den Vordergrund und sollen durch weitere Krankheits- und Gesundungsphänomene die »Täterschaft des Organismus« deutlicher machen.

Fieber und Krebserkrankung

In diesem Kapitel soll der Zusammenhang von bösartigen und fieberhaften Erkrankungen beschrieben und dabei auch versucht werden, die Perspektive vom Kindheits- bis ins Erwachsenenalter auszudehnen.

Es wurde bereits dargestellt, daß unter einer zusätzlichen hoch fieberhaften Erkrankung eine bestehende Grunderkrankung wie zum Beispiel Syphilis, Gonorrhoe, Multiple Sklerose, Nephrotisches Syndrom eine positive Wendung bis hin zur Heilung erfahren kann. Geradezu existentiell bedeutsam ist der Zusammenhang von Fieber und Krebs: Es wurden sogenannte Spontanheilungen bei bösartigen Tumor- und Leukämieerkrankungen unter zusätzlichen fieberhaften Ereignissen beobachtet. Über 30% der histologisch gesicherten »Spontanremissionen« aus der Weltliteratur stehen im zeitlichen Zusammenhang mit hochfieberhaften akuten Entzündungen.[19] Insbesondere die immunologische Forschung der vergangenen Jahrzehnte hat sich diesen Beobachtungen intensiv zugewandt. Neben den bahnbrechenden Veröffentlichungen von R. Schmidt[20] über den Zusammenhang von vermindertem Krebsrisiko und Infektionskrankheiten und jüngst denen von K. F. Kölmel[21] seien stellvertretend für die weitere große Zahl von Untersuchungen diejenigen von U. Abel[22] und H. U. Albonico[23] genannt. Abel konnte nachweisen, daß mit der Häufigkeit manifester, fieberhafter Infektionskrankheiten in der Vorgeschichte, besonders bei grippalen Infekten, das Krebsrisiko signifikant sinkt. Dabei war eine gleichsinnige Tendenz für durchgemachte Kinderkrankheiten statistisch nicht sicher auszumachen. Demgegenüber legte jüngst H. U. Albonico die Ergebnisse einer groß angelegten Untersuchung von 424 Patienten mit einer Krebsdiagnose vor, wobei nach Kinderkrankheiten und anderen Infektionskrankheiten in der Vorgeschichte bis zum 21. Lebensjahr gefragt wurde. Es zeigte sich, daß die Abhängigkeit des Krebsrisikos von der Anzahl der durchgemachten Kinderkrankheiten und anderen Fiebererkrankungen einer Dosis Wirkungsbeziehung entspricht: Je mehr solche Krankheiten durchgemacht wurden, desto niedriger wurde das Karzinomrisiko. Eine Ausnahme stellten allerdings Patienten mit Mammakarzinomen dar, wo die genannte Risikoverminderung nur bei unter 60jährigen Patienten nach durchgemachten Masern zu erkennen war. Die sorgfältig angelegte Studie zeigt darüber hinaus eine Abhängigkeit des Karzinomrisikos von der Art der Behandlung von Kinderkrankheiten: Das Risiko für eine bösartige Erkrankung (außer Mammakarzinom) ist deutlich vermindert, wenn die fieberhaften Kinderkrankheiten mit äußeren Anwendungen behandelt wurden, hingegen ebenso deutlich erhöht, wenn Antipyretika beziehungsweise Antibiotika zur Anwendung kamen.

Diese Ergebnisse sind außerordentlich bedeutsam, da sie auf den Einfluß des Fiebers nicht nur für die Überwindung eines akuten Infektionsproblems, sondern auch auf seine langfristigen Wirkungen auf die Möglichkeit des Erkrankens bis ins spätere Lebensalter hinweisen. Es wird damit eine charakteristische Polarität zwischen aufbauenden und abbauenden Prozeßabläufen im menschlichen Leben erkennbar, die offensichtlich von grundlegender Bedeutung ist. In Entzündung (mit ihrem Repräsentanten Fieber) und Sklerose (mit ihrem Extrem-Repräsentanten

Krebs) äußern sich zwei gegensätzliche Kräfte, wie sie in jedem Menschen veranlagt sind. Die aufbauenden Prozesse treten im menschlichen Organismus durch Stoffwechsel und Verdauung, Regeneration und Wachstum, durch Erwärmung bis hin zum Fieber in Erscheinung. Die abbauenden Prozesse der Sklerose äußern sich in allen Formen der Verhärtung, der Verkalkung, des Verlustes an Lebensvorgängen, der Kühle und Unbeweglichkeit. Werden und Vergehen, Evolution und Devolution, Kindheit und Alter sind ähnlich elementare Polaritäten, wie sie auch in Entzündung und Sklerose zum Ausdruck kommen. Im Ernährungsvorgang entwickelt sich in der gesteigerten Stoffwechseltätigkeit mit Mehrdurchblutung, Erwärmung und vermehrter Darmmotorik das Bild einer »physiologischen Entzündung«. Mit dem Abbau der durch die Nahrung aufgenommenen toten Stoffe ist komplementär, aber direkt damit ein Aufbau-, Wachstums- und Regenerationsprozeß verbunden, der alle Zeichen einer »Antisklerose« aufweist.

So findet sich in den täglichen Elementarvorgängen des Aufbaus und Abbaus, was auch als Prozeß in der Entzündung und in der Sklerose sichtbar wird. Diese polaren Prozesse sind nicht nur Grundlage für das täglich neu zu erringende Gleichgewicht zwischen Aufbau und Abbau, das sich als Gesundheit äußert, sondern sie sind in gleichem Maß, wie wir gesehen haben, bestimmend für die Gesundheits- beziehungsweise Krankheitsbedingungen im späteren Leben. Dies muß man jedenfalls zur Kenntnis nehmen, wenn man den *polaren Zusammenhang* von Kinderkrankheiten beziehungsweise fieberhaften Infekten und Krebserkrankungen im Erwachsenenalter betrachtet.

Es entsteht damit die Frage nach der »Täterschaft des Organismus« neu: Schafft der Organismus in den Jahren der Kindheit Bedingungen mit Hilfe der Kinderkrankheiten und des Fiebers, die ihm die Möglichkeit bieten, etwas zu überwinden beziehungsweise Prozessen entgegenzuwirken, die als Tendenz, als noch nicht manifeste Veranlagung sich in späteren Jahren als sklerotisierende Erkrankung, im Extrem als Karzinom äußern würden? Sind unter dieser Fragestellung die Kinderkrankheiten nicht letztlich Beiträge für ein Mehr an Gesundheit im Erwachsenenalter? Kurz: Müssen wir die Entzündungsprozesse im Kindesalter durchlaufen, um nicht im späteren Leben zu sklerotisieren?

Fieberhafte Erkrankungen und Allergie

Am Schluß des vorangegangenen Kapitels stand die Frage, ob möglicherweise das Durchleben von fieberhaften Erkrankungen mit den damit verbundenen Entzündungsreaktionen in den Kindheitsjahren notwendig ist, um der Tendenz zu verhärtenden Erkrankungen im Erwachsenenalter entgegenzuwirken oder gar um Tumorbildungen vorzubeugen. Damit verbunden war die Frage nach der »Täterschaft des Organismus«, der die Bedingungen für beispielsweise fieberhafte Infektionskrankheiten entwickelt, um die Voraussetzungen für eine Abschwächung beziehungsweise Verhinderung schwerer sklerotisierender Leiden wie Krebs zu schaffen. Auch wenn die vorangegangenen Überlegungen nicht alle Fragen nach Sinn und Bedeutung von Kinderkrankheiten beantworten können, so geben sie doch eine Richtung an, welche die aktive Rolle des Organismus im Gesundheits- und Krankheitsgeschehen in den Vordergrund rückt. Sucht man nach weiteren Phänomenen für diese autonomen Tätigkeiten des Organismus, so kann es weiterführen, sich einem anderen, ganz im Zentrum der medizinischen Diskussion stehenden Problem zuzuwenden – der Allergie.

Seit Jahrzehnten ist zu beobachten, daß die Häufigkeit von Allergien kontinuierlich zunimmt, besonders auch im Kindesalter. Dies mag insofern verwundern, als gerade präventive Maßnahmen zum Schutz der frühen Kindheitsjahre in Form von Impfungen, Infektionsbekämpfungen mit einem breiten Spektrum von Antibiotika, unterstützt durch fiebersenkende Mittel sowie einer großen Zahl wissenschaftlich definierter und industriell gefertigter allergenarmer Nahrungen entwickelt wurden. Oder müssen wir die ansteigende Zahl von allergischen Erkrankungen gerade mit diesen genannten Maßnahmen in Verbindung bringen?

Natürlich ist bekannt, daß durch eine Vielzahl von Medikamenten Allergien ausgelöst werden können, daß auch bei bestimmten Dispositionen durch Eiweißstoffe in Milch, Nüssen, Fisch und Eiern sowie durch Früchte wie Orangen oder Erdbeeren sich allergische Unverträglichkeitsreaktionen entwickeln können. Doch stellen diese Faktoren nicht nur eine Seite der Wirklichkeit dar? Ist das Gesamtgeschehen nicht vielgestaltiger?

In jüngster Zeit haben es die veränderten politischen Verhältnisse in Deutschland möglich gemacht, verschiedene Vergleiche der Häufigkeit von Allergien zum Beispiel in West- und Ostberlin und anderen Städten durchzuführen.[24] Dabei ließ sich eine deutlich geringere Allergieinzidenz im Ostteil der Stadt nachweisen.[25] Dieses Ergebnis überraschte. Denn man hatte aufgrund der wesentlich höheren Umweltbelastungen mit bekannten allergieauslösenden Stoffen eher eine höhere Rate als im Westteil Berlins erwartet. Bei der Suche nach möglichen Ursachen ließ sich statistisch als einziger, dafür aber dominierender Faktor eine größere Häufigkeit sogenannter banaler, fieberhafter Infekte nachweisen, wie sie typisch für die Tageskrippen waren, in denen die Kleinkinder während der Arbeitszeit der Eltern untergebracht wurden. Auch dieses Ergebnis war überraschend, da es auf eine offensichtlich präventive Bedeutung von sogenannten banalen fieberhaften Infekten für die spätere Entwicklung von Allergien hinwies. Wir können daher vermuten, daß die häufige fieberhafte Auseinandersetzung mit Infekten offensichtlich nicht nur eine mögliche spezifische Immunität, sondern auch einen »Zusatznutzen« entwickelt, der sich in einer größeren, allgemeinen und unspezifischeren Stabilität des Organismus gegenüber Allergenen ausweist.

Die immunologische Forschung beschreibt diese Abläufe als Lernvorgänge des Organismus und entlehnt ihre Begriffe in Analogie zu den entsprechenden seelischen Schritten beim Lernen. Um eines besseren Verständnisses willen, seien einige Grundzüge kurz beschrieben.

Gelangt eine »Fremdsubstanz«, ein Allergen, über eine Oberfläche in den Organismus, wird sie zunächst von bestimmten Zellen, den Makrophagen (Makro = groß, phagein = essen) aufgenommen. Diese haben die Eigenschaft, die Eiweißstoffe dieser Substanz »wahrzunehmen«, sie zu bearbeiten und sie dann an weiße Blutkörperchen, die sogenannten T-Helferzellen, weiterzugeben, die wiederum die bisherige »Information«, die Charakteristik des Eiweißes anderen weißen Blutkörpchen, den sogenannten B-Zellen mitteilen. Diese »bemerken«, daß es sich um ein fremdes Eiweiß handelt und beginnen mit einer Antikörperproduktion. Eine andere Gruppe, die sogenannten »Memoryzellen«, behalten die Informationen über das Eiweiß und geben diese von Zellgeneration zu Zellgeneration weiter. Damit ist gewährleistet, daß der Organismus von nun an dieses Fremdeiweiß »kennt« und bei jedem neuen Kontakt unterschiedliche Antikörper, solche der G- und solche der E-Klasse (IgG, IgE), bildet.

Der Organismus ist mit Hilfe dieser Vorgänge in der Lage, eine unendlich große Zahl von Eiweißen (und anderen Stoffen) wahrzunehmen, sich zu merken und sie wiederzuerkennen, das heißt, sich bei erneutem Kontakt daran zu erinnern und mit einer spezifischen Antikörperbildung zu antworten. Nun ist es aber so, daß die Antikörperbildung zwar eine spezifische ist, allerdings die Fähigkeit, Antikörper zu bilden, sich im Laufe der Jahre immer mehr steigert und dann auch generell dem Organismus zur Verfügung steht, so daß damit die Entwicklung des »Zusatznutzens« erklärbar wird.

Und warum könnte es nicht sein, daß der »Täter-Organismus« in Kenntnis seiner Gefährdung durch die Tendenzen zur Sklerotisierung in weiser Voraussicht lernt, mit Hilfe von Entzündungsprozessen und einem differenzierten immunologischen Instrumentarium dieser Tendenz entgegenzuwirken? Und wenn wir diesen autonom orientierten Standpunkt im Sinne einer aktiven Täterschaft des Organismus einnehmen, müssen wir dann nicht geradezu in einer deutlich kritischeren Weise als bisher die Indikation für den Einsatz von Antipyretika (fiebersenkenden Mitteln) und Antibiotika hinterfragen und verstärkt auf Medikamente und Verfahren setzen, die diese aktive Leistung des Organismus unterstützen?

Krankheit und Angst

Bei fast allen Fragen von Gesundheit und Krankheit stehen die Angst und das Bedürfnis nach Sicherheit als treibende Kräfte im Hintergrund. »Lieber auf Nummer sicher«, aber auch »Angst ist ein schlechter Ratgeber« – beides sind sprichwörtliche Wendungen, welche die Fragestellung charakterisieren, die hier erläutert werden soll.

Wovor haben wir Angst? Wir haben zum Beispiel Angst vor Krankheit ganz im allgemeinen und vor den möglicherweise mit ihr verbundenen Schmerzen oder Leiden. Wir haben nicht selten auch Angst vor etwas, das wir uns nur vorstellen, so daß die Angst selbst schon zur Krankheit werden kann. Speziell die damit verbundenen Phänomene kennt die heutige Medizin auf dem Feld der Psychiatrie und der Psychosomatik sehr gut. Die Angst als seelische Qualität wird bestimmend für die körperlichen Erscheinungsformen von Krankheit. Die Krankheit kann Abbild der Angst werden. Wie kann es zu solchen Entwicklungen kommen?

Schon während der Zeit einer Schwangerschaft ist das heranwachsende Kind nicht selten umgeben von Angst. Angst vor möglichen Schädigungen, angeborenen Fehlbildungen oder Erkrankungen, Frühgeburtlichkeit, risikobehafteter Entbindung et cetera. Auch die Säuglingszeit ist geprägt von einem festumschriebenen Vorsorgeprogramm: Bereits in den ersten Lebenstagen werden routinemäßig Blutteste auf verschiedene seltene Stoffwechselerkrankungen durchgeführt. Weitere Untersuchungen der Hüfte, eventuell des Schädels mittels Sonographie folgen bis hin zu einer Urinprobe als Massen-

Screening auf eine bestimmte Krebserkrankung am Ende des ersten Lebensjahres. Bereits ab dem dritten Lebensmonat beginnt ein konsequentes Impfprogramm, nicht nur um Erkrankungen im Säuglings- und Kleinkindalter, sondern auch um mögliche Erkrankungen durch Infektionen im Jugend- beziehungsweise Erwachsenenalter zu verhindern. Überall ist das heranwachsende Kind von Sorge und Angst umgeben. Auch die Erwachsenen setzen diese Form der Prävention aus Angst fort: Sie nehmen regelmäßig Vorsorgeuntersuchungen bei verschiedenen Fachdisziplinen wahr und lassen Blutdruck, Cholesterin, Blutzucker, Leber- und Nierenwerte bestimmen oder nach Blut im Stuhl suchen et cetera. Also auch das Erwachsenenleben durchzieht mehr oder weniger latent die Angst vor Leiden und Krankheit.

Demgegenüber kann man sich aber auch fragen, ob die Abwesenheit von Angst Gesundheit bedingt? Bei näherem Hinsehen mag auffallen, daß auch Gesundheit kein Garant für die Verhinderung des Auftretens von Angst ist. Wir erleben uns auch in gesundem Zustand – und vielleicht gerade da besonders – als potentiell gefährdet durch Krankheit. Andererseits muß Krankheit auch nicht zwangsläufig mit Angst verbunden sein. Wenn wir uns zum Beispiel mit einer Krankheit als einem veränderten Zustand von Gesundheit abgefunden haben, verliert sich die Angst.

Das Phänomen Angst durchzieht also in weiten Bereichen unsere Seele, erweckt aber gleichzeitig das Bedürfnis, überwunden zu werden. Angst ist nie ein Zustand, den wir anstreben, sie ruft bemerkenswerterweise immer eine Gegenkraft hervor, die sie überwinden will. Verbunden damit ist aber auch das Bedürfnis, Maßnahmen zu treffen,

Angst erst gar nicht auftreten zu lassen, das heißt Prävention zu betreiben. Wir empfinden deutlich eine Gegenbewegung in unserer Seele, wenn Angstgefühle sich entwickeln, von der wir uns Stärkung und wieder Sicherheit erhoffen. Wir suchen nach einem Verständnis der Phänomene, welche die Angst auslösen. Eine klare Einsicht mit Erkenntnis der Zusammenhänge, ein Durchschauen der Ereignisse, Abläufe und Symptome kann zu ihrer Überwindung führen und zu einem veränderten Verhältnis zur Krankheit beitragen. Je mehr es uns gelingt, ein umfassendes Bild der betreffenden Krankheit zu erhalten und möglichst viele Gesichtspunkte zu berücksichtigen, die mit ihren Entstehungsbedingungen, ihrem Verlauf, den Folgen und Komplikationen zu tun haben, um so deutlicher erhalten wir ein Wissen davon, vor was wir tatsächlich Angst haben müssen, aber auch vor welchen Dingen wir keine Angst zu haben brauchen. Wissen und Erkenntnis sind sicherlich die bedeutsamsten Kräfte, um das Problem Angst und Krankheit anzugehen. Und insbesondere, wenn es sich um Kinder, kindliche Entwicklung und Fragen bei Erkrankungen im Kindesalter handelt, ist es Aufgabe und Herausforderung der Erwachsenen, sich Wissen und Einsicht als die entscheidenden Gegenkräfte der Angst anzueignen. Nur sichere Erkenntnis überwindet die Angst.

Was bedeutet eine anthroposophisch erweiterte Medizin?

Eine anthroposophisch erweiterte Medizin ist eine Medizin nach menschlichem Maß. Sie sieht den Menschen in all seinen Daseinsebenen im Mittelpunkt ihres diagnostischen und therapeutischen Interesses. In diesem Sinne versteht sie sich als eine Medizin, welche die physisch-materiellen Erscheinungsformen und gleichzeitig – und nicht parallel – auch die seelischen und geistigen Dimensionen des Menschen ins Zentrum ihrer Bemühungen stellt. Daher berücksichtigt sie nicht nur die konventionellen, naturwissenschaftlich orientierten Grundlagen der Medizin, sondern erweitert diese um die geisteswissenschaftlich begründbaren, gleichbedeutenden Realitäten des Seelischen und Geistigen des Menschen, wie sie durch die Anthroposophie vorgelegt wurden.[26]

Dies bedeutet von Anfang an die Herausforderung – und dies auch unter körperlich oder geistig behinderten Entwicklungsbedingungen – den Menschen als ein ichbegabtes, individuelles Wesen zu begreifen und in allem diagnostischen und therapeutischen Tun zu respektieren. Insofern kann es keine ausschließlich naturwissenschaftlich begründeten Standard- beziehungsweise Qualitätsdefinitionen geben, würden diese doch den autonom orientierten, das heißt den die Mitverantwortung und die Mündigkeit des Menschen berücksichtigenden Gesichtspunkten nicht entsprechen. Mitverantwortung setzt einen mündigen Patienten voraus. Daher ist es das Ziel eines anthroposophisch orientiert arbeitenden Arztes, so umfänglich als irgend möglich die geistig-seelischen Ebenen nicht nur in sein Tun, sondern ebenso den Patienten selbst – individuell angepaßt – in diese Bemühungen miteinzubeziehen. Erst durch diese aktive Mitbeteiligung des Patienten – bei Kindern geschieht dies natürlich über die Eltern beziehungsweise Sorgeberechtigten – kann so etwas wie Mündigkeit aus Mitwissen und damit dann auch Mitverantwortung entstehen.

Weiter bedeutet diese umfängliche Miteinbeziehung, daß es das Ziel ist, körperlich-physische Störungen oder Veränderungen, wie sie sich vielfältig als Krankheitssymptome äußern können, so zu sehen, daß man lernt, sie im Zusammenhang mit seelisch-geistigen Vorgängen zu erkennen oder in ihnen auch Abbilder geistig-seelischer Entwicklungen wahrzunehmen. Auf diese Weise kann im Sinnlich-Sichtbaren der Krankheitserscheinungen erfaßt werden, was von nicht-sichtbaren Kräften der Seele herrührt. Krankheit kann dabei auch als zum Leben dazugehörig erfahren werden, sofern in ihr zum Beispiel ein Entwicklungsprozeß auf körperlicher Ebene erkennbar wird.

Es mögen daher Fragen auftauchen nach dem Beginn, nach den Ursachen, nach den Bedingungen und dem Ziel einer Entwicklung. Und immer dann, wenn Krankheiten auftreten, stellen sich auch Fragen nach Förderung oder Behinderung der kindlichen Entwicklung. Ausgehend von der Frage »Warum ist mein Kind erkrankt?« oder »Warum ist bei ihm die Krankheit ganz anders verlaufen als bei einem anderen Kind?« kann es zu den Fragen kommen: »Was soll durch die Krankheit erreicht werden? Hat die Krankheit möglicherweise einen Sinn? Was hat die Krankheit bewirkt, was war förderlich, was hinderlich?« Und im Konzert dieser Fragen ist nicht selten zu bemerken, daß durch die Ursachendefinition einer Krankheit ausschließlich in Gestalt eines Erregers oder etwas ähnlichem zwar eine gewisse Erklärung, aber nicht eine volle Befriedigung gefunden wurde. Wir haben vielleicht eine bestimmte Kausalitätskette für Entstehung und Verlauf einer Erkrankung vor uns, finden aber die Frage, was die Erkrankung gerade mit diesem Kind zu tun hatte, zunächst nicht beantwortet. Will man hier schrittweise zu Klärungen kommen, bedarf es der individuellen Betrachtung und Miteinbeziehung auch der seelischen und geistigen Dimensionen des Kindes. Und dazu gehören auch die Fragen nach einem Leben vor der Geburt und einem Leben nach dem Tod, wodurch auf die bereits angedeuteten Fragen nach Ursachen, Bedingungen und Ziel der kindlichen Entwicklung ein neues Licht geworfen wird.[27] Denn angeborene Behinderungen oder Beeinträchtigungen durch chronisch-rezidivierende Erkrankungen und auch mehr oder weniger plötzliche Behinderungen des gewohnten Tagesablaufs durch akute Erkrankungsereignisse erhalten nur dann einen Sinn, wenn es gelingt, sie im Zusammenhang mit langfristigen Entwicklungen, die auch Zeiträume außerhalb des jetzigen Erdenlebens einbeziehen, zu erfassen. Und es gilt dabei zu erkennen, daß ohne sie bestimmte Veränderungen und Entwicklungsschritte nicht möglich wären.

Die bedeutendste Leistung im Lebenswerk Rudolf Steiners ist es, eine Geisteswissenschaft begründet zu haben, die zu einer umfassenden Darstellung der Gesetzmäßigkeiten des Lebens vor der Geburt, des Lebens auf der Erde und des Lebens nach dem Tode kommt. Im Strom durch diese Leben entwickelt sich das Menschen-Ich, indem es durch alle Phasen, auch im Veranlagen bestimmter Krankheitsdispositionen, aktiv mitgestaltend tätig ist. Die anthroposophisch orientierte Medizin versteht sich als eine solche, die integrativ zur physisch-leiblichen Existenz mit ihren Gesetzmäßigkeiten auch die Gesetzmäßigkeiten der seelischen und geistigen Entwicklung des Menschen-Ich in ihrem therapeutischen Konzept berücksichtigt.

»Der Leib unterliegt dem Gesetz der Vererbung; die Seele unterliegt dem selbstgeschaffenen Schicksal. Und der Geist steht unter dem Gesetz der Wiederverkörperung, der wiederholten Erdenleben. Unvergänglich ist der Geist; Geburt und Tod walten nach den Gesetzen der physischen Welt in der Körperlichkeit; das Seelenleben, das dem Schicksal unterliegt, vermittelt den Zusammenhang von beiden während eines irdischen Lebenslaufes.«[28]

Spezieller Teil

Die sogenannten Kinderkrankheiten

»Es ist mit der Geschichte wie mit der Natur, wie mit allem Profunden, es sei vergangen, gegenwärtig oder zukünftig: je tiefer man ernstlich eindringt, desto schwierigere Probleme tun sich hervor.«   GOETHE

Einleitung

Mit den vorangegangenen Kapiteln wurde eine Grundlage geschaffen, auf die nun die Beschreibung der einzelnen Erscheinungsformen der sogenannten Kinderkrankheiten sowie einiger wichtiger Infektionskrankheiten folgen können. Im Rahmen dieser Grundlagenbildung wurde zunächst das »Mysterium Krankheit« behandelt und die Frage nach der Besonderheit der Kinderkrankheiten als »sogenannte Krankheiten« im Kindesalter gestellt.* Dabei ging es um zwei gegensätzliche Perspektiven für das Verständnis von Krankheit: eine *heteronom* bestimmte und eine *autonom* bestimmte Sicht, die den Patienten einmal als »Opfer« oder zum anderen als »Täter« im Erkrankungsfall versteht. Damit entstand die Frage nach der Krankheit als Leiden oder Herausforderung. Es wurden dann die Kinderkrankheiten im allgemeinen behandelt und versucht, sie als einen Weg zum Erwerb von Immunkompetenz zu beschreiben. Die Kapitel über »Fieber und Krebserkrankungen« sowie »Fieberhafte Erkrankungen und Allergie« weiteten den Blick vom vordergründigen Geschehen der akuten Erkrankungen auf Gesundheitsbedingungen des späteren Lebens. Die Fragen nach dem

---

* Wenn daher im folgenden von »Kinderkrankheiten« gesprochen wird, so sind damit immer die »sogenannten Kinderkrankheiten« gemeint, da damit deutlich gemacht werden soll, daß die zu beschreibenden klassischen Kinderkrankheiten einen anderen Charakter und eine andere Bedeutung haben als diejenigen akuten und chronischen Erkrankungen, die sonst noch im Kindesalter auftreten.

Zusammenhang von »Krankheit und Angst« leiteten über zu der Frage »Was bedeutet eine anthroposophisch erweiterte Medizin?« für ein umfängliches Verständnis der physisch-körperlichen Erscheinungsform der Krankheiten unter Einbeziehung der seelisch-geistigen Verwirklichungsformen des Menschen.

Die folgenden Beschreibungen der klassischen Kinderkrankheiten sind in wesentlichen Zügen dem 1984 erstmals erschienenen Buch *Kindersprechstunde* entnommen, das jetzt bereits in seiner 13. Auflage vorliegt.[29] Seinen beiden Autoren, W. Goebel und M. Glöckler, fühle ich mich durch eine über zwei Jahrzehnte gehende Zusammenarbeit menschlich-kollegial und sachlich verbunden. Die langjährige gemeinsame Kliniktätigkeit am Gemeinschaftskrankenhaus Herdecke und das kontinuierliche ärztliche Gespräch haben mit dazu beigetragen, daß dieses Buch entstehen konnte. Bezüglich therapeutischer und weiterer prinzipieller Ratschläge sei ausdrücklich auf das Werk verwiesen.

Die »Häutungskrankheiten«

Masern, Röteln, Scharlach, Dreitagefieber, Windpocken

Mit den sogenannten Krankheitserscheinungen, die wir Masern, Röteln, Scharlach, Dreitagefieber und Windpocken nennen, verwirklichen sich durch die unterschiedlich heftigen Exanthem- und Enanthem- bzw. Pockenbildungen Prozesse in Form mehr oder weniger ausgeprägter Haut- und Schleimhautabstoßungen, die wir in dieser Intensität sonst kaum beim Menschen finden. (Auch wenn bei Masern nur in relativ geringem Maße und bei Röteln und dem Exanthema subitum (Dreitagefieber) so gut wie keine sichtbare Hautschuppung auftritt, so zeigt sich doch in der Ausbildung des Exanthems ein Prozeß, der seinem Wesen nach die Grundbedingung für eine Häutung bildet, so daß sich im Exanthem eine »Quasi-Häutung« zu erkennen gibt.) Der Begriff der Häutung wird regelhaft eigentlich nur bei Tieren verwendet, zum Beispiel bei Schlangen, Echsen, Insekten, Raupen und Schmetterlingen, um deren Wachstums- und Entwicklungsschritte zu charakterisieren. Mit Ablegen der alten Haut ist quasi ein neues Tier beziehungsweise ein neues Wesen (Raupe – Schmetterling) entstanden. Faßt man die oben genannten Kinderkrankheiten unter der Bezeichnung Häutungskrankheiten zusammen, so soll mit der Wahl dieses etwas ungewohnten Begriffs auf einen übergeordneten Prozeß aufmerksam gemacht werden, der zwar in unterschiedlicher Ausprägung, aber bei allen fünf Erkrankungen darauf hinweist, daß mehr abläuft als eine Infektion, die überwunden wird.

Die Masern zeigen in der Regel einen typischen und zeitlich präzisen Verlauf, weswegen sie auch »zyklisch« (zeitlich-gesetzmäßig, wieder an den gesunden Anfangszustand zurückkehrend) und »selbst limitierend« (selbstbegrenzend) genannt werden. Die Eindringvorgänge und die Vermehrung des Masernvirus im Blut sowie die damit verbundenen Abwehrvorgänge bis hin zur Heilung unterliegen einer typischen Gesetzmäßigkeit, die sich an den charakteristischen Symptomen ablesen läßt.

- **Symptome:** zweigipflige Symptomatik; erst Schnupfen, Husten, gerötete Augen und mäßiges Fieber zwischen dem 10. und 13. Tag. Vom 12. bis 14. Tag weiße Pünktchen und »Spinnwebstreifen« in der Wangenschleimhaut (sogenannte Koplik-Flecken). Erneut hohes Fieber ab dem 14. Tag, feinfleckig zusammenfließender roter Ausschlag hinter den Ohren beginnend, sich von oben nach unten ausbreitend über Kopf, Rumpf und Gliedmaßen. Starkes Krankheitsgefühl. Abklingen innerhalb von drei bis fünf Tagen nach Ausschlagbeginn, ebenfalls wieder von oben nach unten. Der Husten kann noch länger bestehen bleiben.
- **Inkubationszeit** (das heißt Zeitpunkt von der Ansteckung bis zu den ersten Krankheitszeichen): 10 bis 11 Tage.
- **Übertragbarkeit**: sehr hoch, ab dem 9. Tag nach Ansteckung bis zum 4. Tag nach Ausschlagbeginn. Übertragung der Viren durch Tröpfchen in der Ausatemluft über viele Meter.
- **Immuniät**: nach Masern lebenslänglich. Wenn die Mut-

ter Masern hatte, besteht Nestschutz für das Neugeborene über vier Monate voll und noch einige Monate teilweise. Ist die Mutter nur geimpft, wird der Nestschutz unsicher.

- **Begleitkrankheiten und Komplikationen**: nicht selten Mittelohr-, Nebenhöhlen-, Lungenentzündungen, selten Hirnentzündungen (Encephalitis).
- **Pflege**: Bettruhe, ruhiges, nicht zu helles Zimmer, leichte, flüssige Kost.
- **Beschreibung des Verlaufs**: Das volle Krankheitsbild der Masern ist typisch und eindrücklich. Nach einem Beginn, wie er leicht mit einer Grippe verwechselt werden kann, setzt nach scheinbarer Besserung und Rückbildung der Krankheitserscheinungen erneut und relativ plötzlich wieder hohes Fieber um 40° ein, verbunden mit deutlichem Krankheitsgefühl. Das Kind zeigt – wie bereits beschrieben – ein rasch sich hinter den Ohren ausbreitendes, feinfleckig rotes und dann zusammenlaufendes Exanthem, das sich über Kopf, Hals und Rumpf im Verlauf von ein bis drei Tagen auf die Extremitäten ausbreitet. Richtig krank, mit gedunsenem, rotfleckigem Gesicht und oft schlitzförmig verquollenen Augen infolge der kräftigen, hochroten Bindehautentzündung, liegt das Kind lichtscheu im Bett und hustet tiefverschleimt. Es möchte nur in Ruhe gelassen werden und trinken. Dieser Zustand kann und darf typischerweise zwei bis drei Tage andauern. Danach klingt mit Abblassen des Ausschlags im Gesicht und dann am Rumpf und langsam zuletzt an den Extremitäten auch das Fieber ab. Bei Besonderheiten wie andauerndem hohen Fieber, Ohrenschmerzen, zunehmendem Husten und Atembeschwerden, Erbrechen

oder vermehrter Schläfrigkeit muß unbedingt der Arzt aufgesucht werden. Auch ein erneuter hoher Fieberanstieg mit Krampfanfällen fünf bis zehn Tage nach Beginn des Exanthems deutet auf eine Encephalitis, die unbedingt klinisch abgeklärt werden sollte. Dagegen sind Fieberkrämpfe zu Beginn der Erkrankung meist harmlos. In aller Regel tritt aber um den dritten Tag eine deutliche Besserung des Allgemeinbefindens ein. Dennoch behält der kleine Patient ein starkes Ruhebedürfnis, das unbedingt berücksichtigt werden muß, auch sollte in dieser Zeit das Zimmer eher abgedunkelt bleiben.

- **Wichtig ist:** Die Abwehrkräfte sind vorübergehend geschwächt, je nach Schwere des Verlaufs für ein bis drei Wochen, es sind daher ausreichend lange Erholungszeiten einzuräumen.

Eine pharmakologische Fiebersenkung kann nicht empfohlen werden. (Nur in wenigen Ausnahmefällen bei Herzinsuffizienz, Herzfehlern oder angeborenen Stoffwechselerkrankungen der Lunge kann anders entschieden werden.) Bedeutsam in diesem Zusammenhang erscheint eine Erfahrung aus Afrika, wo die Sterblichkeit bei Masern während einer Epidemie deutlich zurückging, nachdem allein auf den Einsatz fiebersenkender Mittel verzichtet wurde.[30]

Die häufigsten Begleiterkrankungen, Otitis media und Pneumonie, sollten in jedem Fall ärztlich beurteilt und entsprechend behandelt werden.

Die Häufigkeit einer Encephalitis wird in den offiziellen Impfempfehlungen mit 1:1000 bis 1:2000 nachweislich zu hoch angesetzt. Die Erfahrung aus der Praxis ergab eine Berechnung von etwa 1:10.000 Masernerkrankungen, ein Fachmann schätzte sie im Kleinkindalter auf 1:15.000. Dennoch ist nicht ausgeschlossen, daß die leider zur Routine gewordene Gabe fiebersenkender Mittel dazu beiträgt, daß Hirnentzündungen bei Viruserkrankungen häufiger auftreten. So ergab eine Untersuchung in Bayern, daß innerhalb eines Zeitraums von elf Jahren die Abnahme der Masernencephalitiden als Folge der Impfungen durch die Zunahme anderer Encephalitiden weit mehr als ausgeglichen wurde, so daß die Gesamtzahl der gemeldeten Hirnentzündungen zugenommen hat.[31] Nach heutiger Kenntnis muß bei etwa einem Sechstel der an Masernencephalitis erkrankten Kinder mit dem Tode gerechnet werden; etwa ein Viertel der Encephalitispatienten wird bleibende neurologische Schäden, zum Teil schwerer Art, behalten. Von Kindern, die ihre bisherigen fieberhaften Erkrankungen ungestört durchlaufen konnten und bereits eine gewisse Übung darin haben, Infekte zu bewältigen, ist anzunehmen, daß sie auch die Herausforderung durch die Masern gut und mit Gewinn bestehen.

Röteln

Im Vergleich zu den Masern zeigt sich das Bild der Röteln im Kindesalter als harmlos. Die Röteln laufen zwar auch »zyklisch« ab, sind aber insgesamt so wenig beeinträchtigend, daß sie oft unbemerkt, quasi unter der Bettdecke, durchgemacht werden.

- **Symptome:** feinfleckiger, roter Ausschlag zwei bis drei Wochen nach Ansteckung. Beidseits im Nackenbereich vergrößert tastbare Lymphknoten. Fieber, fast immer unter 40°.

- **Inkubationszeit:** zwei bis drei Wochen.
- **Empfänglichkeit:** geringer als zum Beispiel bei Masern, Übertragung der Viren durch Tröpfchen. Öfter stille Feiung (das heißt Bildung von Antikörpern ohne sichtbare Krankheitszeichen). Übertragbar angeblich ab eine Woche bis zehn Tage nach Ausschlagbeginn (unsicher!).
- **Immunität:** nach durchgemachter Krankheit lebenslänglich.
- **Komplikation:** im Kindesalter keine. Bei Röteln im Jugend- und Erwachsenenalter kommen rheumatische Erkrankungen vor. Zum Problem in der Schwangerschaft siehe unten.
- **Behandlung:** Bettruhe solange Fieber besteht.
- **Verlauf:** Diese harmlose Krankheit läßt zwei bis drei Wochen nach der Ansteckung einen Ausschlag entstehen, der auf den ersten Blick masernähnlich aussieht. Die Flecken sind jedoch regelmäßiger über den Körper ausgebreitet, bevorzugen den Stamm und fließen kaum zusammen. Auch fehlen die für die Masern typischen Schleimhautveränderungen und Bindehautentzündungen. Das dabei bestehende Fieber kann, zwar selten, hoch sein, ist aber unproblematisch. Charakteristisch sind die geschwollenen Lymphknoten im Hals-, Nacken- und Hinterkopfbereich.

Macht eine Frau in den ersten vier Monaten einer Schwangerschaft Röteln durch, kann es zu Mißbildungen des Kindes oder zu einer Totgeburt kommen (etwa 25 bis 35%, höchstens 50% der werdenden Kinder erkranken).

Scharlach

Obwohl Scharlach auch heute noch mit starkem Krankheitsgefühl und erheblicher Beeinträchtigung des Allgemeinbefindens einhergehen kann, hat er seinen Schrecken, den er noch vor 40 bis 50 Jahren hatte, verloren, verläuft heute in der Regel milde, ja, nicht selten sogar so, daß man ihn kaum als solchen erkennt.

- **Symptome:** rascher Fieberanstieg, eventuell Schüttelfrost, Kopfschmerzen und einmaliges Erbrechen. Feinstfleckiger, dichter rötlicher Ausschlag, wie eine rote Gänsehaut, bevorzugt in Leisten- und Achselgegend. Rote Wangen mit ausgespartem Munddreieck. Schluckschmerzen, unterschiedlich ausgeprägte Rötung und Schwellung von hinterem Gaumenrand, Zäpfchen und Mandeln. Bildung eines weißen Zungenbelages, der sich bis zum dritten Tag ablösen kann und eine hellrote, spitzpapelige Zungenoberfläche hinterläßt, sogenannte Himbeer- oder Scharlachzunge. Halslymphknotenschwellungen.
- **Rückgang des Fiebers:** bei antibiotischer Behandlung sofort, ohne diese unter Umständen erst zwischen viertem und siebtem Tag. Dann gelegentlich ein »zweites Kranksein« am Ende der zweiten Woche: Erneuter Fieberanstieg, stärkere Lymphknotenschwellungen. Hautschuppungen ab der zweiten Woche, in der dritten eventuell grobe Hautfetzen an den Fingerkuppen, Handflächen und Fußsohlen.
- **Inkubationszeit:** zwei bis fünf (bis sieben) Tage.
- **Empfänglichkeit:** sehr unterschiedlich. Nur etwa 10% aller Menschen erkranken ein- oder mehrmals an Schar-

lach. Säuglinge sind nicht empfänglich. Kinder zwischen drittem und achtem Lebensjahr am häufigsten.

- **Übertragung:** durch Sekrete, Berührung, Gegenstände und Ausatmung (sogenannte Schmiertröpfcheninfektion), meist aber nur durch engere Kontakte bei gemeinsamer Wohnungs- oder Raumbenutzung. Erreger sind verschiedene Stämme von (β-hämolysierenden) Streptokokken der Gruppe A.
- **Ansteckung:** ist möglich, solange Symptome (auch geringe) bestehen.
- **Immunität:** Rückfälle gibt es innerhalb weniger Monate, oft auch nach einem Jahr, bei antibiotischer Behandlung häufiger.
- **Begleitkrankheiten und Komplikationen:** Mittelohrentzündungen, besonders im zweiten Kranksein. Impetigo contagiosa (ansteckende Hautvereiterung), Mundwinkelrhagaden, Naseneingangs- und Nasenschleimhautentzündung, Glomerulonephrithis (Nierenentzündung) mit wenig blutigem Urin, Blässe, Ödembildung und eventuell erhöhtem Blutdruck, tritt gegenwärtig in Mitteleuropa selten ein bis drei Wochen nach Scharlachbeginn auf (auch nach Halsentzündungen durch gleichartige Keimgruppe möglich). Das Krankheitsbild läßt sich durch eine antibiotische Behandlung nicht verhindern und heilt in der Regel voll aus. Rheumatisches Fieber: in Europa sehr selten, mit Gefahr der Herzbeteiligung. In Ländern mit schlechten sozialen und hygienischen Bedingungen und nichtentwickeltem Gesundheitssystem tritt es häufiger auf, wobei in der Mehrzahl nicht der Scharlach, sondern Halsinfekte mit Beteiligung von Streptokokken die Auslöser sind.
- **Verlauf bei antibiotischer Behandlung:** Eine am zwei-

ten bis vierten Erkrankungstag begonnene Behandlung mindert angeblich Rückfälle ohne Vermehrung der Komplikationen. Bezüglich der Zulassung zu Gemeinschaftseinrichtungen sind die Empfehlungen in den einzelnen Bundesländern zum Teil unterschiedlich. Meist gilt, daß symptomfreie Angehörige einen Tag nach Isolation des Patienten oder einen Tag nach Beginn einer Penizillinbehandlung wieder Gemeinschaftseinrichtungen besuchen dürfen, der Patient erst zwei Tage nach Behandlungsbeginn und Symptomfreiheit. Die Behandlungsdauer wird mit (sechs bis) zehn Tagen angegeben.

- **Verlauf bei antibiotikafreier Behandlung:** Dieser Behandlungsversuch ist nur bei elterlicher und ärztlicher Übereinstimmung möglich, es wird in Abhängigkeit vom Krankheitsverlauf mit sorgfältiger Bettruhe und anthroposophischen, homöopathischen beziehungsweise naturheilkundlichen Medikamenten behandelt. Diese Kinder dürfen frühestens nach drei Wochen und Symptomfreiheit Gemeinschaftseinrichtungen besuchen. Für angesteckte Geschwister gibt es keine Vorschriften. Sinnvoll ist aber, sie vom Erkrankten zu trennen und einige Tage zu warten, ob Symptome auftreten.

Differentialdiagnostisch sollte bei länger als vier Tage anhaltendem hohen Fieber an ein sogenanntes Kawasaki-Syndrom gedacht werden, das mit Scharlach nichts zu tun hat und anders behandelt werden muß.

Auch bei mildem Scharlach kann über etliche Wochen noch eine gewisse Blässe und Schwäche des Kindes auffallen, ohne daß bei gründlicher Untersuchung etwas Besonderes gefunden würde. Dies kann darauf hindeuten, daß durch die Toxine der Scharlacherreger doch eine stärkere Allgemeinbeeinträchtigung vorliegt und eine Organbeteiligung sich anschließen könnte. Daraus ergibt sich die Empfehlung, nach der Krankheit eine lange Rekonvaleszenz einzuhalten (mindestens drei Wochen), während der die Kinder noch geschont werden sollten. Wir empfehlen dies auch bei antibiotisch behandelten Kindern. Kontrolluntersuchungen sind bei verlängerten oder neuen Beschwerden wie zum Beispiel Ohrenschmerzen angezeigt, sowie abschließend nach drei Wochen für eine Herz- und Urinuntersuchung.

In der Kinderambulanz am Gemeinschaftskrankenhaus in Herdecke wünschen viele Eltern eine antibiotikafreie Behandlung ihrer Kinder, besonders wenn diese schon mehrfach wegen Scharlach Penizillin bekommen haben. Nach meiner Erfahrung ist dies in den meisten Fällen bei guter Zusammenarbeit möglich, so daß diese Behandlungsart als Möglichkeit primär – freilassend – angeboten wird. Dies gilt aber nur in Situationen, in denen die Familien auf die Krankheit ausreichend eingehen können und nicht bei Ansammlung vieler Menschen beispielsweise in Heimen oder Ferienlagern.

Zum Problem der Scharlachdiagnose

Scharlach ist eine klinische Diagnose! Nur das Auftreten von deutlichem Krankheitsgefühl, hohem Fieber, rotem Rachen, Himbeerzunge und typischem Ausschlag berechtigt zur Diagnose Scharlach. Ein positiver Rachenabstrich, das heißt der bakteriologische Nachweis von β-hämolysierenden Streptokokken der Gruppe A kann lediglich eine zusätzliche Bestätigung darstellen. Ein alleiniger positiver Rachenabstrich ist keine Grundlage für die Diagnose eines Scharlachs, sondern kann nur auf das Vorliegen einer Angina mit diesen Erregern hinweisen. Interessant in diesem Zusammenhang ist die Tatsache, daß sich bei der Untersuchung von Kindergartenkindern bei etwa 30% ein positiver Rachenabstrich nachweisen ließ, ohne daß irgendwelche Krankheitssymptome vorlagen.[32]

Die Erfahrungen der täglichen Praxis, daß vier bis acht Wochen nach einer Penizillinbehandlung ein zwischenzeitlich negativer Abstrich ohne Neuauftreten von klinischen Symptomen wieder positiv ausfällt bestätigen die Fragwürdigkeit beziehungsweise Unsicherheit der alleinigen bakteriologisch begründeten Diagnose.[33]

Bei der Diagnose und vor allem der Therapie des Scharlach zeigt sich eine prinzipielle Kontroverse zwischen der konventionellen und »unkonventionellen« Medizin. Zur Vertiefung der eigenen Urteilsbildung möge die Zusammenfassung einer dieses Thema behandelnden Studie von F. Husemann und ihres Kommentars aus schulmedizinischer Sicht eine Hilfe sein.

»Von 1977 bis 1987 behandelte ich als niedergelassener Arzt in 239 Krankheitsfällen bei 170 Patienten eine Angina folicularis und mußte dabei in 18 Krankheitsfällen (7,5%) ein Antibiotikum verordnen, die anderen Krankheitsfälle wurden mit anthroposophischen Mitteln behandelt. Im gleichen Zeitraum behandelte ich in 188 Krankheitsfällen bei 142 Patienten eine Scharlacherkrankung beziehungsweise eine Streptokokken- oder Enanthemangina, wobei ich in 75 Krankheitsfällen (39,9%) Penizillin verordnen mußte, die anderen Krankheitsfälle wurden mit anthroposophischen Medikamenten behandelt. Nach-

*untersuchungen und eine Weiterbehandlungszeit bis zu
18 Jahren (durchschnittlich 5,6 Jahre) ergaben keinen Fall
von Karditis oder Glomerulonephritis, das sind 0% für
beide Diagnosen bei insgesamt 289 Patienten.*

*Scharlach und eitrige Angina, die nach den Empfehlun-
gen der naturwissenschaftlichen Medizin mit Penizillin
oder einem anderem Antibiotikum behandelt werden sollen, wurden in dieser Studie davon abweichend in 76,3%
von 427 Krankheitsfällen erfolgreich ohne Antibiotikum
und stattdessen ausschließlich mit anthroposophischen
Medikamenten und Maßnahmen behandelt.*«[34]

Professor Dr. Dr. D. Adam von der Ludwig Maximilian
Universität München schrieb in direkter Erwiderung auf
diese Studie an F. Husemann.

*»Leider sehen wir bei nicht-behandelten Patienten, die
eine Streptokokken-Angina durchgemacht haben, zunehmend Fälle von Karditis, Glomerulonephritis und auch
Chorea. Bei der Anamnese ergibt sich regelmäßig, daß
diese Patienten entweder angeben, einen homöopathisch-
orientierten Arzt aufgesucht oder selbst, trotz erheblicher
Beschwerden mit eitrigen Mandeln kein Antibiotikum
eingenommen zu haben.*

*Ich hoffe, daß durch Ihren Beitrag die Zahl dieser für
das Gesundheitswesen außerordentlich kostenträchtiger
Fälle nicht weiter ansteigt. Ein Karditis-Patient, der einen
Klappenersatz benötigt, kostet die Versichertengemein-
schaft eine Menge Geld. Die Voraussetzung eine Tonsillitis
bzw. Angina unbehandelt zu lassen, ist eine korrekte Diagnose. Bei negativem Schnelltest bzw. typischer klinischer
Symptomatik kann man davon ausgehen, daß es sich um
eine Virusinfektion handelt. Bei positivem Schnelltest al-*

lerdings muß, auch aus juristischen Gründen, behandelt werden, hierzu gibt es einschlägige Urteile. Also hier ist mit diversen Aussagen Vorsicht geboten.

Ich habe große Zweifel, daß die große Mehrheit der Ärzteschaft so sorgfältig vorgeht und alle die Dinge berücksichtigt, die Sie in Ihrem Artikel darlegen.

Eine Kritik muß ich noch anbringen: So schreiben Sie, daß 20% bis 30% aller gesunden Menschen einen positiven Streptokokken-Abstrich aufweisen und deshalb Streptokokken nicht die eigentliche Ursache der Scharlacherkrankung sein könne. Dies ist natürlich falsch, da es interessante Untersuchungen gibt, in denen nachgewiesen wird, daß eben diese Streptokkoken, wenn sie sich plötzlich vermehren, durchaus die Auslöser einer solchen eitrigen Angina sein können. Wir wissen auch, daß es Patienten gibt, die keine gesunden Streptokokkenträger sind und bei Aufnahme von Streptokokken (z.B. im Kindergarten) schwer z.B. an einer eitrigen Angina oder gar an einem Scharlach erkranken können. Hier ist natürlich der Erreger das für die Krankheit verantwortliche Agens und muß dann auch mit einem Antibiotikum bekämpft werden. Eine symptomatische Antibiotikatherapie gibt es nicht, da Antibiotika grundsätzlich gegen einen eingedrungenen Erreger ausgerichtet sind. Dieser Satz ist ein Widerspruch in sich. [...]

Eine Umfrage hat übrigens ergeben, daß 99% der Kinderärzte in Deutschland eine derartige bakterielle Infektionskrankheit ordnungsgemäß lege artis mit Antibiotika behandeln.

Ein Arzt wurde wegen Nichtbehandlung und Ausweitung der Erkrankung in Form einer Sepsis von den Eltern des Kindes verklagt und verurteilt.«

Dreitagefieber – Exanthema subitum

Im Gegensatz zu den bisher beschriebenen Kinderkrankheiten zeigt sich beim Dreitagefieber erst am Ende der Krankheit ein Ausschlag. Entsprechend dem plötzlichen und hohen Fieberanstieg kann es anfangs leicht zu einem Fieberkrampf kommen, der meist harmlos verläuft. Chemisch fiebersenkende Medikamente führen hier charakteristischerweise zu gar keinem oder allenfalls geringen Erfolg und zwingen das Kind, erneut Kraft für das Wiederherstellen der hohen Temperatur aufzubringen.

Das Dreitagefieber ist das wohl eindrücklichste Ereignis, das mit hohem Fieber und anschließendem lösenden Ausschlag einhergeht. Ähnliche Abläufe, meist in schwächerer Form, lassen sich aber auch nach einer Vielzahl grippaler Fieberereignisse während der frühen Jahre der kindlichen Entwicklung beobachten.

- **Symptome:** plötzlicher hoher Fieberanstieg, nicht selten mit Infektkrampf. Drei Tage hohes Fieber um 40° ohne große Schwankung. Rascher Fieberabfall und jetzt feinfleckiger, roter Ausschlag, oft nur flüchtig und zart.
- **Inkubation:** ein bis zwei Wochen.
- **Empfänglichkeit:** gering, etwa ab siebtem Monat bis Ende des zweiten Lebensjahres.
- **Übertragung:** Tröpfcheninfektion mit Viren der Herpesgruppe Typ 6. Ansteckungsweg fast immer unbekannt.
- **Komplikation:** In der Regel keine.

Windpocken

Stellten das Fieber und die fieberhaften entzündlichen Reaktionen des Organismus bei den bisher besprochenen
Ereignissen geradezu charakteristische Symptome dar, so
ist dagegen bei regelhaftem Verlauf der Windpocken gerade die Abwesenheit oder geringe Ausprägung der Temperaturen typisch.

- **Symptome:** Bläschen, verstreut nacheinander auftre-
  tend, verkrustend, Juckreiz. Fieber gering und meist
  nur kurz. Dauer der Krankheit fünf bis zehn Tage.
- **Inkubation:** 11 bis 21 Tage.
- **Empfänglichkeit:** sehr hoch. Die Ansteckung erfolgt
  mit »dem Wind«, durch offene Türen und Fenster. Stille
  Feiung ist ungewöhnlich.
- **Übertragung der Viren:** durch Tröpfcheninfektion ein
  bis zwei Tage vor Beginn bis zum Eintrocknen der letzten Bläschen.
- **Immunität:** lebenslang. Als zweite Krankheit ist eine
  Gürtelrose möglich. Säuglinge haben Nestschutz für ei-
  nige Monate, wenn die Mutter Windpocken gehabt hat.
- **Komplikation:** selten. Mittelohr- und Lungenentzün-
  dung in 1%, Kleinhirnentzündung in 0,025% (gute
  Prognose) Gehirnentzündung in 0,2% (Sterblichkeit
  um 10%). In der BRD werden 1-5 Todesfälle pro Jahr
  bekannt. Ausgeprägte Krankheitsbilder bei Neuroder-
  mitisanlage. Gefahr besteht bei Immunschwäche und
  bei Neugeborenen, deren Mutter um die Geburt erst
  Windpocken bekommt.
- Daß diese an sich harmlose Krankheit besonders in
  Krankenhäusern gefürchtet ist, hängt mit ihrer Verbrei-

tung durch den Luftzug und den dort oft stationär behandelten, immungeschwächten Patienten zusammen.

- **Verlauf:** Innerhalb einiger Tage treten nacheinander ganz unregelmäßig verstreut zuerst hellrote Flecken auf, die sich rasch zu Bläschen mit wässrigem Inhalt umbilden. Diese heilen dann mit einer Kruste ab. Infolge der verschiedenen Entwicklungsstadien der einzelnen Hauterscheinungen entsteht das Bild einer Sternkarte mit unterschiedlich großen »Sternen«. Die Bläschen treten auch – und das ist besonders charakteristisch – am behaarten Kopf, den Handflächen, an den Genitalien und selten auch im Bereich der Schleimhäute auf. Bläschen im Bereich der Bindehäute können zu einer Hornhautbeteiligung führen, wobei stets fachärztliche Beurteilung notwendig ist. Manchmal deuten Leibschmerzen auf einen Befall auch der Darmschleimhaut hin. Eine Blinddarmentzündung ist dann nicht auszuschließen. Nur wenn Fieber auftritt, ist Bettruhe angezeigt.

Die Eiterbesiedlung der Blasen läßt beim Abheilen kleine Narben entstehen, die jedoch im Laufe der Zeit meist wieder verschwinden. Neuerdings wird über ganz seltene, schwere eitrige Komplikationen durch besondere Streptokokkenstämme berichtet mit Befall von Bindegewebe, Muskeln und Knochen, bevorzugt nach Windpocken. Hohes Fieber mit schweren Krankheitssymptomen erfordert deshalb eine rasche klinische Behandlung.

Einige Menschen neigen später bei irgendeiner Schwächung zur Gürtelrose (Herpes zoster). Charakteristisch hierfür sind grübchenförmige derbe Bläschen, die nur in einem bestimmten halbgürtelförmigen Hautareal, das einem Hautnerven zugehört, auftreten. Oft bestehen Schmerzen und hohes anhaltendes Fieber. Am Herpes zoster, zum Beispiel der Großmutter, können sich Kinder anstecken und Windpocken bekommen.

Anthroposophisch erweiterte Aspekte zu den Häutungskrankheiten

Zu Beginn dieses Kapitels wurde bereits auf den typushaften Prozeß, der diesen fünf Erkrankungen gemeinsam ist, hingewiesen. Alle erscheinen an der Oberfläche des Organismus als Exanthem oder Enanthem und sind verbunden mit einer mehr oder weniger ausgeprägten Schälung (Scharlach), feinen Abschilferung (Masern) oder Bläschen-, Krusten- und Narbenbildung (Windpocken). Der kindliche Organismus schafft durch eine Art Absonderung über seine Körperoberfläche etwas aus sich heraus, was wie eine »alte Hülle« angesehen werden kann. Wie ist dieser Prozeß noch besser zu verstehen?

Ziel der frühen menschlichen Entwicklung ist es, daß es dem heranwachsenden Kind gelingt, sein seelisch-geistiges Wesen in seinen Körper einzuarbeiten, zu inkarnieren, um sich darin wohl und »wie zu Hause« zu fühlen. Dies ist um so leichter möglich, je besser dieser Körper zu ihm paßt und immer mehr im Laufe der Entwicklung passend gemacht wird. Denn er soll ja dazu dienen, sich darin nicht nur wohl zu fühlen, sondern sich auch durch ihn ausdrücken und als Individualität zeigen zu können. Bei dieser Um- und Neugestaltung des von den Eltern ererbten Leibes spielen die Kinderkrankheiten eine bedeutsame

Rolle, indem mit ihrer Hilfe in unterschiedlicher Form, bestimmte Bereiche dieses Körpers durchgestaltet, umgearbeitet und individualisiert werden.

Durch die fieberhaften und entzündlichen Prozesse, die unaufgehalten und nicht begrenzt mit ihrer Intensität den Organismus auflösen und zerstören würden, kann mit Hilfe der Wärme das Ich neuordnend und gestaltend eingreifen. Dabei sondert es über die Haut im Ausschlag einen »alten Teil« seines Organismus ab, es läßt den Organismus sich quasi häuten und ordnet den Körper in individuellerer Form neu, was sich in Gestalt der Heilung zeigt. Auch wenn wir heute wissen, daß jede dieser *sogenannten* Erkrankungen als Anstoß das Eindringen eines Erregers in den Organismus braucht, so erklärt der Erreger allein die Symptomatik nicht. Diese ist als aktive beziehungsweise reaktive Eigenleistung des Organismus zu verstehen. So betrachtet stellt jede dieser Kinderkrankheiten einen typischen Umgestaltungsprozeß dar, mit dessen Hilfe sich das seelisch-geistige Wesen, das Ich des Kindes, seinen Körper schrittweise umbaut und anpaßt. Mit dem Prozeß der Entzündung kann sich das sich mehr und mehr individualisierende Kind seines vererbten Körpers entledigen wie einer zunehmend unpassenden und fremden Hülle. Ausdruck findet dies auch im Erwerb der Immunität.

Die bisherigen Beschreibungen bezogen sich mehr auf die körperlichen Veränderungen. Absonderungen beziehungsweise Abstoßungen nach außen, sind aber eng verwandt mit Absonderungen nach innen und zwar über die verschiedenen Leistungen der endokrinen Drüsen, die stets unmittelbar mit seelischen Reaktionen verbunden sind. So nimmt es nicht wunder, daß die sogenannten Kinderkrankheiten auch seelische Veränderungen nach sich ziehen, die sich als diskrete oder auch unübersehbare Entwicklungsschritte zeigen. Es können neue Fähigkeiten, neue Interessen und mehr seelische Belastbarkeit im Sinne größerer Eigenständigkeit auftreten. Zum Beispiel hörte nach Masern ein nächtliches Einnässen auf, waren in der Schule größere Aufmerksamkeit und Unterrichtsbeteiligung zu beobachten. Nach Scharlach veränderte sich die Schrift, und ein Mädchen befand die Welt »wie frisch gewaschen«, sie nahm offensichtlich jetzt Farben intensiver wahr. Viele anthroposophisch arbeitende Kinderärzte haben darüber berichtet.[35] Welche geistigen Aspekte sich mit den sogenannten Kinderkrankheiten verbinden, soll am Ende der Beschreibung der einzelnen Krankheitsbilder dargestellt werden.

Die mit Schwellungen verbundenen sogenannten Kinderkrankheiten

Diphtherie, Mumps, Pfeiffersches Drüsenfieber, Hepatitis A und B

In diesem Kapitel wird eine Gruppe von Kinderkrankheiten vorgestellt, die mit Schwellungen einzelner Organe oder Organgruppen verbunden sind.

Diphtherie

- **Symptome:** deutliches bis schwaches Krankheitsgefühl, dabei eher niedriges Fieber. Mandel- und Rachenentzündung und/oder Schnupfen und Kehlkopfbeteiligung mit kruppösem Husten bis hin zur Atemnot. Schmutzigweiße Beläge auf den Mandeln, zunehmend auf den Gaumen übergreifend, mit süßlichem Geruch – diese fehlen jedoch heutzutage oft. Halslymphknotenschwellungen.
- **Inkubation:** zwei bis fünf Tage.
- **Empfänglichkeit:** vor Einführung der Impfungen in Epidemiezeiten 5 bis 10%.
- **Übertragung:** Bakterien durch Tröpfchen- oder Schmierinfektion. Übertragung auch durch gesunde Bakterienträger, auch durch geimpfte Personen möglich.
- **Immunität:** nach Diphtherie zuverlässig.
- **Komplikation:** Herz- und Nierenversagen durch das Bakteriengift. Gaumensegellähmungen vorübergehend. Krupphusten.

- **Verlauf:** Die Diphtherie zählte noch im ersten Drittel dieses Jahrhunderts zu den gefährlichsten Kinderkrankheiten mit hoher Sterblichkeit. Seit etwa 50 Jahren wurde sie in den reichen Ländern zu einer sehr seltenen Erkrankung, so daß es kaum noch Ärzte gibt, die Erfahrung damit haben. In den letzten zehn Jahren bahnte sich im Osten, hauptsächlich in den ehemaligen Sowjetrepubliken und insbesondere unter den Erwachsenen eine Diphtherie-Epidemie an. Sie scheint zur Zeit im wesentlichen gebannt zu sein, angeblich durch intensiv vorbeugende Impfprogramme. Zu keinem Zeitpunkt erhöhte sich aber die Erkrankungszahl in Deutschland. Mit wenigen Ausnahmen sind die Erkrankten nicht vollständig gegen Diphtherie geimpft gewesen.

Das Auffallende an der Erkrankung ist im ausgeprägten Fall die darniederliegende eigene Abwehrkraft. Die Patienten sind eher blaß, erreichen kein so hohes Fieber, haben einen schnellen, weichen Puls und einen eher niedrigen Blutdruck. Das Krankheitsbild erscheint wie eine innere Vergiftung, die besonders Kreislauf- und Nervensystem ergreift.

Mumps

Mumps ist eine ganz unterschiedlich verlaufende, mit starkem Krankheitsgefühl – vergleichbar dem bei Masern und Scharlach – einhergehende Kinderkrankheit.

- **Symptome:** schmerzhaft anschwellende Ohrspeicheldrüsen mit abstehendem Ohrläppchen. Meist hohes Fieber, Dauer bis zu einer Woche.

- **Inkubationszeit:** zwei bis drei Wochen.
- **Empfänglichkeit:** oft stille Feiung. Nestschutz besteht meist im Säuglingsalter.
- **Übertragung:** Tröpfchen übertragen die Viren wahrscheinlich 24 Stunden bis drei Tage nach Beginn der Erkrankung, obwohl sie aus dem Speichel schon etwa eine Woche bis neun Tage nach Beginn der Erkrankung isoliert werden können.
- **Immunität:** am sichersten nach Erkrankung; nur selten Zweiterkrankung.
- **Komplikationen:** Hirnhautentzündung selten. Hodenentzündung von der Pubertät an möglich. Selten Hörschäden, meist einseitig, meist bleibend. Sehr selten Hirnentzündung.
- **Verlauf:** Die Krankheit kann sehr unterschiedlich verlaufen. Der Volksmund spricht vom »Ziegenpeter« oder »Wochendippel« wegen des hamsterartig geschwollenen hinteren Wangen-Ohrbereichs. Der sehr vielgestaltige Verlauf ist bei den meisten Kindern mit hohem Fieber und starkem Krankheitsgefühl verbunden. Ein anderes Kind erbricht und hat kolikartige Leibschmerzen, weil die Bauchspeicheldrüse bevorzugt befallen ist, ein drittes hat eine kurze Schwellung der einen oder beider Wangen und nach ein paar Tagen noch einmal ein neues Anschwellen, eventuell ohne Fieber. Ein viertes, und das zählt schon zu den Komplikationen, bekommt stark anhaltende Kopfschmerzen und will sich im Bett nicht hinsetzen. Bei ihm ist die Mitbeteiligung der Hirnhäute wahrscheinlich, die Mumpsmeningitis. Es handelt sich dabei um eine oft auch unerkannt und glücklicherweise im Kindesalter so gut wie immer folgenlose Erscheinung. Häufig kann man eine Klinikaufnahme umgehen,

eine Lumbalpunktion fast immer. Erkranken männliche Jugendliche jenseits der Pubertät und Erwachsene, so machen sie nicht selten eine oft einseitige Hodenentzündung durch, die schmerzhaft ist und zur Einbuße der Fertilität dieses Hodens führen kann, auch nach beidseitigen Hodenentzündungen bleiben die Hormonfunktionen jedoch erhalten. Selten folgt dem Mumps eine Gehörlosigkeit, man sagt bei einem von 15.000 Fällen, noch seltener eine echte Hirnentzündung (Encephalitis). Angaben über die Häufigkeit solcher Komplikationen sind immer kritisch zu werten. Unterschiedliche Angaben können konstitutionell, regional und zivilisatorisch bedingt sein. Komplikationen und Ansteckungen können noch nach zwei Wochen nach Beginn der Krankheit auftreten.

Immer wieder berichten Eltern, daß ihre Kinder gerade nach Mumps selbständiger geworden sind.

Pfeiffersches Drüsenfieber

Diese auch »Kissing disease« oder »Studentenkußkrankheit« genannte Form einer Lymphknotenentzündung ist ebenfalls eine sehr vielgestaltig erscheinende Krankheit, die häufiger im späteren Kindheits- und Jugendalter auftritt.

- **Symptome:** hochfieberhafte Mandelentzündung mit meist ausgedehnten weißen Belägen, nicht auf den Gaumen übergreifend. Dicke Lymphknotenschwellungen und nicht selten deutliche Leber-/Milzvergrößerungen. Gelegentlich leichter Hautausschlag.

- **Inkubation:** 10 bis 14 (bis 50) Tage.
- **Empfänglichkeit/Übertragung:** nur bei näherem Körperkontakt. Zimmerisolierung ist deshalb nicht nowendig. Kleinkinder machen die Krankheit meist leichter durch oder unbemerkt.
- **Ansteckungsfähigkeit:** per Intimkontakt noch mehrere Monate nach Erkrankung möglich.
- **Immunität:** in der Regel beständig, bei Immunschwäche problematisch.
- **Verlauf:** Neben Formen leichter Lymphknotenschwellungen mit mäßigem Krankheitsgefühl kann es auch zu solchen mit massiven Lymphknotenvergrößerungen in fast allen Bereichen kommen, verbunden mit hohem, über Tage bis ein bis zwei Wochen anhaltendem Fieber und erheblicher Beeinträchtigung des Allgemeinbefindens mit ausgeprägter Schwäche und Inappetenz. Auch die Leber-/Milzschwellung und der damit einhergehende Druckschmerz zeigen an, daß es nicht nur eine Erkrankung ist, die sich in den Lymphknoten abspielt. Im Blut finden sich typische Zellen aus der Reihe der weißen Blutkörperchen, die sogenannten »Pfeifferzellen«, die einen hohen diagnostischen Wert besitzen. Differentialdiagnostisch muß eine Leukämie ausgeschlossen werden.

Eine längere Rekonvaleszenz-Zeit ist angezeigt.

Hepatitis

Es werden zwei Formen der infektiösen Gelbsucht unterschieden: die endemische Hepatitis, Typ A, und die soge-

nannte Serumhepatitis, Typ B. Die erste ist im Kindesalter
häufiger.*

- **Symptome:** Vorstadien und akute Hauptsymptomatik
  der beiden Hepatitisformen unterscheiden sich nicht
  wesentlich voneinander: Müdigkeit, Appetitlosigkeit,
  einige Patienten klagen über Übelkeit, Bauchschmer-
  zen, Erbrechen oder Durchfall. Mäßige Leberschwel-
  lung mit Druckschmerz. Gelbsucht, Dunkelfärbung
  des Urins und Entfärben des Stuhls. Danach meist rasche Rückbildung der Beschwerden.
- **Inkubation:** – Typ A: 15 bis 50 Tage.
  – Typ B: 6 Wochen bis 6 Monate.
- **Übertragung:** – Typ A: Darmausscheidungen
  beziehungsweise infiziertes
  Wasser.
  – Typ B: Blut, Blutprodukte,
  Sexualkontakt, Speichel.
- **Empfänglichkeit:** – Typ A: hoch. In Deutschland
  haben etwa 5% der Kinder bis
  circa zum 10. Lebensjahr
  Antikörper.
  – Typ B: hoch. Antikörpernach-
  weis in Deutschland bei 0,3
  bis 0,5%.
- **Verlauf:** Zu Beginn zeigen sich die Hepatitiskranken
  müde und appetitlos. Einige leiden unter Übelkeit und
  Erbrechen. Neben Druckgefühl und Schmerzen im
  rechten Oberbauch können auch Durchfälle mit Fieber
  auftreten. Wenn die Gelbsucht erscheint, was etwa bei

---

* Windorfer u. a.: Bundesgesetzblatt 3, 87, 1993.

einem Drittel der Kranken zu erwarten ist, gehen die Beschwerden meist rasch zurück, der Urin wird dunkelbraun und der Stuhl entfärbt sich. Bei weniger als 1% der Erkrankten verläuft die Hepatitis akut und endet durch Organzerstörung tödlich.

- **Weiterer Verlauf der Hepatitis A:** Diese Form ist die im Kindesalter häufigste und heilt folgenlos aus, das heißt, sie hinterläßt keine Dauerschäden. Der Stuhl ist etwa ein bis zwei Wochen vor Krankheitsausbruch infektiös und bleibt dies für weitere zwei Wochen nach Krankheitsbeginn.

- **Zum Verlauf der Hepatitis B:** Die Hepatitis B ist keine Kinderkrankheit, das heißt, in industrialisierten Ländern und Niedrigendemiegebieten (dazu zählen Deutschland, Westeuopa, USA und Australien) ist die Infektion im Kindesalter die Ausnahme. Dennoch sei etwas ausführlicher auf die unterschiedlichen, altersabhängigen Verlaufsformen der Hepatitis B hingewiesen, da ohne diese Grundlage eine Urteilsbildung zur relativ neuen, seit 1995 offiziell empfohlenen Hepatitis B-Impfung im Säuglingsalter nicht möglich ist.

- **Die größte Infektionshäufigkeit** liegt zwischen 15 und 25 Jahren. Gefürchtet ist einerseits die Sterblichkeit an dieser Form der Gelbsucht, die mit insgesamt 3% angegeben wird, andererseits der Übergang in eine chronische Form und die damit verbundene Ansteckungsgefahr. In Deutschland geht man von einer Trägerrate in der Gesamtbevölkerung zwischen 0,8-1,4% aus. Für die Chronifizierung gilt, daß sie um so höher ist, je früher ein Kind infiziert wird: Die Erkrankungsrate für Neugeborene einer Hepatitis B-positiven Mutter (das Virus wird über das mütterliche Blut auf das Kind übertragen) liegt zwar nur bei etwa 1%, aber die Chronifizierungsrate bei über 90%. (Das ist der Grund dafür, daß seit 1994 im Rahmen der Schwangerschaftsvorsorgen auch auf Hepatitis B getestet wird, um gegebenenfalls das Neugeborene nach der Geburt sofort zu impfen.) Bei zweijährigen Kindern liegt die Chronifizierungsrate noch bei 60%, bei sechsjährigen um die 30% und bei Jugendlichen und Erwachsenen etwa noch bei 2-4%. Es ist allerdings nicht so, daß alle chronischen Virusträger auch erkranken. Eine chronische aktive oder chronisch persistierende Hepatitis entwickeln 20-40%, davon 20-30% später eine Zirrhose.

Für unsere Fragestellung ist wichtig festzuhalten, daß zwei Drittel aller chronischen Verlaufsformen auf Infektionen von Neugeborenen durch eine Hepatitis B-positive Mutter zurückzuführen sind[36] und die restlichen ca. 30% auf Risikogruppen: Drogenkonsumenten, Dialysepatienten, Organtransplantierte und andere immunsupprimierte Patienten.[37] Mit einer Impfung im Säuglingsalter und einer Unsicherheit bezüglich der Impfschutzdauer werden voraussichtlich die Hauptgruppen – Neugeborene und Risikogruppen – nicht erreicht. Dieses Problem wollen wir nochmals im Kapitel über die Impfungen aufgreifen.

Im Gegensatz zu der Gruppe der Häutungskrankheiten haben wir es bei den vier jetzt beschriebenen Krankheiten mit einer Erkrankungsrichtung zu tun, die mehr ins Innere des Organismus zielt und zu Organschwellungen führt. Mit Umbau von Lymphknoten, Tonsillen, Speicheldrüse und Leber sind Organe betroffen, die mit zentralen, lebenswichtigen Funktionen im Bereich des Stoffwechsels und der immunologischen Gedächtnisbildung verbunden sind.

Keuchhusten (Pertussis)

Diese typische Kinderkrankheit, die abschließend gesondert abgehandelt werden muß, kann zwar besonders in den frühen Säuglingsmonaten durchaus dramatisch ablaufen, ist aber in ihrem insgesamt relativ langen Verlauf eher anstrengend bis lästig, meist mehr für das soziale Umfeld als für das Kind selbst.

- **Symptome:** Schnupfen, Husten, erhöhte Temperaturen über circa 1-2 Wochen, dann zunehmend anfallsartiger Husten, besonders nachts, etwa stündlich eine halbe Minute, oft mit Erbrechen am Schluß. Dauer insgesamt etwa sechs bis zehn Wochen.
- **Inkubation:** etwa 7-14 Tage.
- **Empfänglichkeit:** je jünger, um so höher; kein Nestschutz! Erwachsene erkranken uncharakteristisch.
- **Übertragung:** etwa ab 7. bis 10. Tag nach Ansteckung bis 4 Wochen nach Beginn des Anfallstadiums. Tröpfcheninfektion durch Bakterien auf circa zwei Meter auch ohne direkten Husten.
- **Immunität:** nach Erkrankung gut, Zweiterkrankungen kommen aber vor. Andere Erreger können Keuchhusten gelegentlich vortäuschen. Im Blutausstrich findet sich bei insgesamt deutlich erhöhter Gesamtzahl von Leukozyten (weiße Blutkörperchen) eine relative Vermehrung von Lymphozyten.
- **Komplikationen:** Lungenentzündungen. Bei Säuglingen in den ersten drei Lebensmonaten sind Atemstillstand, Krämpfe und eine Art Hirnentzündung möglich.
- **Wie verläuft ein typischer Keuchhustenanfall?** Er bahnt sich meistens nachts in ein- bis halbstündlichen

Abständen an und wird durch langsam in den Bronchien sich ansammelnden, zähen, glasigen Schleim ausgelöst, der dann durch kräftige, laute, harte stakkatoartige Stöße ausgehustet wird. Da das Kind zwischen den Hustenstößen meist keine Luft holt, schwillt das Gesicht an und verfärbt sich bläulich. Nach einigen Sekunden, die den besorgten Zuhörern immer viel zu lange werden, kommt dann eine lange, wegen der engverkrampften Stimmlippe ziehendjuchzend klingende Einatmung zustande. Dasselbe wiederholt sich noch ein- bis zweimal und wird als sogenannte »Reprise« bezeichnet. Zuletzt würgt das Kind dann den glasigen Schleim und möglicherweise noch die davor genossene Nahrung heraus und schläft ermattet rasch wieder ein. Zuvor kann man dem Kind etwas flüssige Nahrung anbieten, in der Hoffnung, daß diese bis zum nächsten Anfall bereits vom Darm aufgenommen wurde. Der Anfall dauert nicht länger als eine halbe Minute.

Tagsüber verlaufen die Anfälle ähnlich, nicht selten etwas häufiger als nachts. Zwischendurch ist die Atmung des Kindes frei. Es kann spielen und einen scheinbar ganz gesunden Eindruck machen, bis relativ plötzlich der nächste »Stickhustenanfall«, wie er auch genannt wird, einsetzt. Fieber gehört nicht zu den Anfällen.

Bedenklich ist der Keuchhusten bei Kindern in den ersten drei Lebensmonaten, weil sie es schwer haben mit dem Abhusten des Schleims, den Hustenanfall selbst nicht richtig zustande bringen und nicht selten eine Hirnbeteiligung besteht. Daher sollte unbedingt eine Ansteckung von Neugeborenen und jungen Säuglingen verhindert werden. Muß trotz aller Vorsichtsmaßnahmen von einer

Ansteckung ausgegangen werden, kann die frühe Gabe eines wirksamen Antibiotikums das Ausbilden der Erkrankung vermeiden oder zumindest abschwächen.

Die Empfänglichkeit des Neugeborenen für Keuchhusten ist fast 100%, auch bei gestillten Kindern. Bei Verdacht eines beginnenden Keuchhustens in diesem Alter ist eine Überwachung unter kinderärztlicher Beratung notwendig, bei Ausbruch der Krankheit stationäre Behandlung. Dabei sollte die Mutter oder der Vater unbedingt mit aufgenommen werden, da dann mit einer wesentlichen Verbesserung des Verlaufs gerechnet werden darf.

Auch Säuglinge vom 3. bis 6. Monat erkranken noch schwer, können aber meistens schon besser husten. Jenseits des ersten Lebensjahres sind Komplikationen bei sachgerechter Behandlung höchst selten. Noch nach Monaten kann ein Kind anläßlich eines neuerworbenen Infektes wieder keuchhustenartig husten, es ist natürlich nicht mehr ansteckend für diese vergangene Krankheit. Daß ein Keuchhusten selten einer Asthmaanlage zum Durchbruch verhelfen kann oder einer Allergie, ist seit langem bekannt, mit der Zunahme dieser Krankheiten hat der Keuchhusten nichts zu tun.

Im Anschluß an einen Pertussis beobachtet man besonders bei Kindern, die vorher schlechte Esser waren, daß sie plötzlich einen außerordentlich guten Appetit entwickeln.

Zum besseren Verständnis des Keuchhustens

Beim Erscheinungsbild des Keuchhustens handelt es sich offensichtlich weder um eine Häutung noch um eine nach innen gerichtete Organschwellung, sondern vielmehr um eine periodisch auftretende Stockung beziehungsweise Hemmung des Atmungsrhythmus, verbunden mit einer Eindickung des Bronchialschleims. Dabei spielen Wärme und Fieber in der Regel keine Rolle. Waren bei den Häutungskrankheiten durch Abstoßung und Abschilferung nach außen gerichtete Prozesse erkennbar und bestanden mit den Schwellungen einzelner Organe oder Organsysteme mehr ins Innere des Organismus wirkende Vorgänge, so haben wir es in den Erscheinungen des Keuchhustens mit Prozessen zu tun, die sich funktionell im mittleren Menschen zeigen. In diesem mittleren Zwischenbereich steht der Mensch seelisch über Gemüt und Empfindung, Sympathie und Antipathie, aber auch über Ein- und Ausatmung mit der Welt in direktem Austausch. Physisch wie seelisch ist er existentiell von diesem dauernden Austausch abhängig. Wir können den Keuchhusten somit als einen Prozeß begreifen, mit dem das seelisch-geistige Wesen des Kindes sich auch diesen Bereich seines Leibs umgestaltet und individuell organisiert.

Impfung ist nicht gleich Impfung – Wie komme ich zu einer individuellen Entscheidung?

Kaum ein anderes Thema in der Kinderheilkunde wird zur Zeit so heiß und kontrovers diskutiert wie das der Impfungen. Wissenschaftlicher Fortschritt sowie Interessen der Impfstoffhersteller einerseits und immer aufgeklärtere und kritischer eingestellte »Verbraucher« andererseits bilden das Spannungsfeld, auf dem die oft dogmatischen und wenig sachlichen Auseinandersetzungen ausgetragen werden. Ausschließlich naturwissenschaftlich orientierten Positionen stehen Bedürfnisse nach einer Medizin gegenüber, die im weitesten Sinne das *Wesen* des Menschen und seine *Individualität* berücksichtigen. Und gerade die Fragen nach einer Sinnhaftigkeit und möglichen Bedeutung von Kinderkrankheiten und deren Verhinderung durch Impfungen charakterisieren die Herausforderung für diejenigen, die kritisch, selbstbestimmend und mitverantwortlich die Entwicklung eines Kindes begleiten wollen. In den vorangegangenen Kapiteln wurde versucht, Gesichtspunkte zur Bewältigung dieser Herausforderung zu erarbeiten. Die folgenden Darstellungen haben das Ziel, nicht allein den üblichen Impfkanon darzustellen, sondern die Impfmöglichkeiten auf dem vorangestellten Hintergrund zu beschreiben in der Hoffnung, damit Entscheidungshilfen und Urteilsgrundlagen zu schaffen, die es ermöglichen, der individuellen Situation des Kindes und auf lange Sicht auch der Gesellschaft gerecht zu werden.

Bevor die Impfungen im einzelnen besprochen werden, sollen stichpunktartig einige grundlegende und allgemeingültige Begriffe und Sachverhalte zum besseren Verständnis vorausgeschickt werden.

Natürliche und künstliche Immunisierung:

Bei der natürlichen Immunisierung bildet der Organismus in der Auseinandersetzung mit der jeweiligen Krankheit selbst Antikörper, die meist zu einem lebenslangen Schutz vor dieser Krankheit führen. Eine künstliche Immunisierung erfolgt durch Impfung, indem entweder als
• passive Impfung,
bei der Antikörper von bereits hochimmunisierten menschlichen Spendern gespritzt werden, oder indem als
• aktive Impfung
abgeschwächte oder abgetötete Erreger oder abgeschwächte Erregertoxine dem Organismus meist durch Injektion, aber auch oral zur eigenen Antikörperbildung beigebracht werden. Der Schutz durch die passive Immunisierung hält in der Regel vier bis sechs Wochen, der Schutz durch eine als Grund- und Auffrischimpfung erfolgte aktive Immunisierung Jahre bis Jahrzehnte vor.

• **Lebendimpfstoffe** sind solche aus vermehrungsfähigen, aber abgeschwächten Erregern (zum Beispiel Masern, Mumps, Röteln, Polio).
• **Totimpfstoffe** sind solche aus abgetöteten Erregern oder Spalt- beziehungsweise Stoffwechselprodukten von Erregern (zum Beispiel Tetanus, Diphtherie, Hib, Pertussis, Hepatitis A, Hepatitis B, Polio).
• **Wert einer Impfung:** Dieser bestimmt sich durch Senkung der Sterblichkeit an einer Krankheit und Minde-

rung der Anfälligkeit. Dabei handelt es sich um besonders schwere und seuchenartig auftretende Krankheiten, vor denen es gilt, den einzelnen Impfling oder ganze Bevölkerungsgruppen zu schützen.

- **Güte einer Impfung:** Diese bemißt sich aus der Dauer des Impfschutzes und der Seltenheit von Komplikationen oder Nebenwirkungen der Impfung selbst.

Allgemein gilt, daß durch Impfungen das Auftreten bestimmter Krankheiten für die Dauer des Impfschutzes verhindert und damit die Sterblichkeit entscheidend gesenkt werden kann. Es ist aber wichtig zu bemerken, daß eine Impfung nicht die Gesundheit eines Menschen zu stärken vermag, im Gegensatz zum Beispiel zu Klimakuren oder ähnlichem. Daher kommt es auch trotz Einsatz von Impfungen darauf an, durch kindgerechte und förderliche, dem jeweiligen Altersentwicklungszustand des Kindes angepaßte Maßnahmen, die Gesundheit zu stärken.

Für die einzelnen Impfungen gilt, daß die zu ihnen gemachten Ausführungen nur eine zeitlich begrenzte Gültigkeit haben, da die offiziellen Empfehlungen einem starken Wechsel unterworfen sind. Herausgegeben werden diese offiziellen Empfehlungen von der STIKO, der ständigen Impfkommission am Robert Koch-Institut in Berlin. Pflichtimpfungen gibt es in Deutschland zur Zeit nicht, nur bei bedrohlichen Epidemien können sie ausgesprochen werden.

Tetanus (Wundstarrkrampf)-Schutzimpfung

Der Tetanus ist eine äußerst seltene Krankheit geworden. In der Bundesrepublik erkranken weniger als zwanzig Menschen pro Jahr, allerdings sterben etwa ein Drittel bis die Hälfte der Patienten daran.

Eintrittspforten sind meist unscheinbare Hautverletzungen, besonders gefährlich sind aber tiefe und verschmutzte Wunden mit Quetschungen und Eindringen von Fremdkörpern. Die Inkubationszeit beträgt in der Regel drei Tage bis drei Wochen.

Zur Vorbeugung wird die aktive Immunisierung gewählt: Für einen Impfschutz von circa zehn Jahren reichen zwei Injektionen im Abstand von mindestens einem Monat und eine Auffrischimpfung nach einem Jahr. Dabei sind lediglich die Mindestabstände von Bedeutung, das heißt, jede Impfung zählt. Für weitere zehn Jahre Impfschutz ist dann eine erneute Auffrischinjektion notwendig. Bei unsicherem oder nicht bestehendem Impfschutz wird gleichzeitig passiv und aktiv geimpft.

Da in Mitteleuropa das Risiko, während des ersten Lebensjahres an Tetanus zu erkranken, außerordentlich gering ist, empfehlen wir die Impfung erst mit einem Jahr, da die Kinder zu diesem Zeitpunkt wesentlich stabiler sind. Die Impfung zählt zu einer der harmlosesten und ist sehr gut verträglich.

Diphtherieschutzimpfung

Auch die Diphtherie ist eine sehr seltene und kaum mehr von den Ärzten gekannte Krankheit. Einziger Überträger ist der Mensch. Die Infektion erfolgt über Tröpfchen und direkten Kontakt bei einer Inkubationszeit von zwei bis fünf Tagen. Die aus der ehemaligen UdSSR gemeldeten Epidemien, die zu über 80% Erwachsene betrafen, scheinen durch groß angelegte Impfaktionen gebannt zu sein. In Deutschland hat die Zahl der gemeldeten Fälle zu keinem Zeitpunkt zugenommen.

Bei Verdacht auf Vorliegen einer Diphtherie wird passiv und aktiv immunisiert. Erstere Form wird mittels Serum von immunisierten Pferden oder Rindern durchgeführt und ist wegen möglicher allergischer Reaktion auf das tierische Eiweiß nicht ganz ungefährlich.

Prophylaktisch wird wie bei der Tetanusschutzimpfung vorgegangen. Für Auffrischimpfungen ab dem sechsten Lebensjahr gilt, daß wegen der schlechten Verträglichkeit des Impfstoffs nur noch mit einem Zehntel der Kleinkinderdosis geimpft wird. (Dies ist bei dem für dieses Alter vorgesehenen Impfstoff von den Herstellern berücksichtigt!)

Sofern Eltern dies wünschen, führen wir die Impfung etwa ab vollendetem ersten Lebensjahr durch, meist zusammen mit der Tetanusimpfung. Der Impfschutz hält etwa fünf Jahre, danach sollte aufgefrischt werden. Die Verträglichkeit ist bis auf seltene und unbedeutende Lokalreaktionen sehr gut.

Schutzimpfung gegen Poliomyelitis (Kinderlähmung)

Die Poliomyelitis ist in den zivilisierten Ländern so gut wie ausgestorben. Auch wenn bei über 90% der Infizierten keine Symptome, bei 4-8% lediglich Zeichen eines grippalen Krankheitsbildes und nur bei 1-2% Lähmungen im Bereich der Extremitätenmuskulatur, aber auch des Atemzentrums nach einer Inkubationszeit von 11-17 Tagen auftreten, so waren die Epidemien doch so gefürchtet, daß erst durch die Entwicklung und den Einsatz von Tot- und Lebendimpfstoffen die Angst vor dieser heimtückischen Krankheit verschwand. Eine Polioinfektion hinterläßt eine typspezifische, lebenslange Immunität, wobei drei Typen existieren.

Es gibt zwei verschiedene Impfstoffe: einen spritzbaren Totimpfstoff (IPV) und den bei uns bekannten Schluckimpfstoff (OPV). Letzterer hat den Vorzug des natürlichen Infektionsweges und den Vorteil der Schmerzlosigkeit, aber den Nachteil der Gefahr einer Impflähmung (Häufigkeit 1:4,4 Mio).[38] Diese kann auch als Ansteckung eines nahen ungeimpften Angehörigen auftreten. Der injizierbare Todimpfstoff hat den Nachteil, daß die Darmschleimhaut nicht immun wird, der so Geimpfte also Polioviren im Darm tragen, vermehren und ausscheiden kann und dadurch für andere Ungeimpfte ansteckend bleibt.

Die orale Immunisierung wurde ab dem dritten Lebensmonat empfohlen, wir haben sie aus den oben genannten Gründen meist erst gegen Ende des ersten Lebensjahres durchgeführt – mit einer zweiten Impfung frühestens nach sechs Wochen und einer dritten nach circa einem Jahr. Auffrischimpfungen konnten dann nach etwa zehn Jahren erfolgen.

Da in den zivilisierten Ländern in den letzten Jahren fast nur noch Lähmungsfälle im Zusammenhang mit der Schluckimpfung auftraten, empfiehlt die STIKO seit Januar 1998 nicht mehr die Verwendung des oralen Lebendimpfstoffs, sondern nur noch den Einsatz des zu injizierenden Totimpfstoffs (IPV). Meist wird diese Impfung in den gleichen Zeitintervallen wie OPV verabfolgt. Für die Frühimpfung im dritten Lebensmonat steht sie als Fünffachimpfung zur Verfügung, zusammen mit Tetanus-, Diphtherie-, Keuchhusten- und Hib-Komponenten. Für spätere Impfungen gibt es sie als Einzelimpfstoff oder in Kombination mit Tetanus und Diphtherie. Da über die Dauer des Impfschutzes keine sicheren Erfahrungen vorliegen, wird eine Wiederimpfung alle zehn Jahre empfohlen. Die Verträglichkeit ist sehr gut.

Da es noch keinen für Säuglinge zugelassenen Kombinationsimpfstoff für Tetanus, Diphtherie und Polio gibt, empfehlen wir, wenn die Impfungen gewünscht werden, eine getrennte oder auch gleichzeitige Gabe dieser Komponenten.

Impfung gegen Haemophilus influenzae b-Bakterien (Hib)

Haemophilus influenzae Typ b-Bakterien sind beteiligt bei der bedrohlichen Kehldeckelentzündung (Epiglottitis). Auch können sie eine Form der eitrigen Hirnhautentzündung (Meningitis) auslösen und nicht ganz selten Mittelohr- und Lungenentzündungen. Auch bei etwa 5% der gesunden Kinder finden sich diese Keime. Etwa jeder 250. Säugling macht einmal eine Hib-bedingte Erkrankung durch. Das heißt, die übrigen Kinder immunisieren sich unbemerkt. Das gleiche geschieht auch durch harmlose Darmbakterien, zum Beispiel einige Coli-Stämme, da sie die gleichen Antikörper hervorrufen, die zum Schutz vor

Hib nötig sind. In der Bundesrepublik traten vor 1990 angeblich 1.400-2.000 schwere Hib-Erkrankungen jährlich auf; nach Einführung der Impfung 1990 kam es zu einem deutlichen Rückgang auf ca. 200 Erkrankungen pro Jahr.[39] 1994/95 wurden etwa 30-60 invasive Hib-Erkrankungen bei Kindern unter zehn Jahren gemeldet, davon waren allerdings etwa 65% suboptimal, aber auch 34% optimal altersgemäß geimpft.[40] Das Risiko wird bei niedrigem Sozialstatus höher angesetzt, am höchsten bei angeboren oder durch schwere Krankheit immunschwachen Kindern. Die Impfung schützt nicht generell vor Meningitis (Hirnhautentzündung), sondern nur vor einem von mehreren Meningitis-Erregern. Sie schützt auch nicht vor den vorläufig noch seltenen Haemophilus-Keimen a, c, d und f sowie vor den sogenannten unverkapselten Typen. Weiterhin ist nicht auszuschließen, daß es zu Verschiebungen des Erregerspektrums und zu einer Verlagerung schwererer Hib-Erkrankungen in höhere Altersstufen kommen wird.[41]

Da Kinder unter achtzehn Monaten als am meisten gefährdet gelten, ist eigentlich nur eine Frühimpfung sinnvoll. Offiziell sind ab drittem Lebensmonat im Abstand von mindestens sechs Wochen zwei Impfungen vorgesehen, gefolgt von einer Auffrischimpfung am Ende des ersten Lebensjahres. Wenn erst während des zweiten Lebensjahres mit der Impfung begonnen werden kann, ist wegen der wesentlich intensiveren Immunantwort nur *eine* Impfung notwendig. Wenn Kombinationsimpfstoffe, zum Beispiel mit einer Pertussis-Komponente, verwendet werden, muß wegen abgeschwächter Wirkung eine vierte Impfung erfolgen. Jenseits etwa des sechsten Lebensjahres kommen zur Zeit faktisch keine invasiven Hib-Infektionen mehr vor, so daß dann keine Impfung mehr indiziert ist.

Wir raten zu sorgfältigem Abwägen und individueller Entscheidung. Dabei stehen sich persönliche Sorge und Einstellung zum Stellenwert von Impfungen für Kind und Gesellschaft gegenüber.

Keuchhustenschutzimpfung

Seit den 20er Jahren gibt es einen Ganzkeimtotimpfstoff zum Schutz vor Keuchhusten, der zusammen mit Verbesserung der hygienischen und sozioökonomischen Verhältnisse zu einem langsamen Rückgang der Erkrankungshäufigkeit und der Schwere der Verläufe beitrug. Dieser Ganzkeimimpfstoff geriet in Verdacht, für schwere Komplikationen in Form von Hirnschäden oder Anfallsleiden bis zu tödlichen Verläufen verantwortlich zu sein. Umfangreiche wissenschaftliche Studien ergaben je nach den vorgegebenen Kriterien entweder keine oder nur ganz seltene spezifische Hirnkomplikationen, so daß diese Nebenwirkungen nur in wenigen Fällen als Impfschaden anerkannt wurden. Dennoch kann nicht mit Sicherheit ausgeschlossen werden, daß Ganzkeimimpfungen den Ausbruch schwerer neurologischer Erkrankungen begünstigen oder deren Verlauf erheblich beeinflussen.

Mit der Entwicklung sogenannter »azellulärer Impfstoffe«, die nur noch zwei bis vier Antigene enthalten, und deren allgemeiner offizieller Empfehlung wurde wieder mehr geimpft, so daß man heute hochgerechnet von einer Durchimpfungsrate von circa 70% ausgehen kann. Vorgesehen ist für die Grundimmunisierung der Beginn ab drittem Lebensmonat mit zwei Folgeimpfungen nach mindestens vier Wochen und eine Auffrischimpfung zu Beginn des zweiten Lebensjahres. Erst etwa im sechsten Lebensmonat kann so mit einem wirksamen Impfschutz von 70-90% gerechnet werden. Die Impfschutzdauer ist nicht genau bekannt, man vermutet einige Jahre.

Die eigentlich zu schützende Gruppe sind die Frühgeborenen und jungen Säuglinge bis zum Alter von drei bis sechs Monaten. Wie beschrieben, können diese allerdings durch die Impfung nicht erreicht werden. Die Empfehlungsstrategie zielt daher auch auf die Verminderung der Ansteckungsmöglichkeit durch Geschwister. Tatsächlich nehmen Keuchhustenerkrankungen im Kindesalter in hoch durchgeimpften Bevölkerungen deutlich ab. Je mehr allerdings geimpft wird, um so deutlicher treten Erwachsene als Ansteckungsquelle für kleine Säuglinge auf.

Für eine Grundbeurteilung ist noch die folgende Gegenüberstellung aufschlußreich: In Großbritannien wurde nach weitgehender Durchimpfung der Bevölkerung und Verhinderung der Zirkulation des Keuchhustens über etliche Jahre die Impfung wegen Bedenken ihrer Schädlichkeit zurückgezogen. Nach einigen Jahren trat eine große Epidemie auf mit vielen schweren Verläufen. In Deutschland dagegen war die Durchimpfung nie so hoch, der Wiederanstieg der Erkrankungen nach Rücknahme der Impfempfehlung nicht so deutlich und nicht zu einer höheren Sterblichkeit führend als in den Jahren davor (fast immer unter 10 pro Jahr für die alte Bundesrepublik). Die noch in den 30er Jahren deutlich höhere Sterblichkeit an Keuchhusten und ihr Abfall nach dem Zweiten Weltkrieg hat also andere Gründe als die fehlende oder konsequent durchgeführte Impfung.

Die Impfung kann nach individueller Entscheidung, vor allem aber bei bestimmten Lungen- und Herzkrankheiten als sinnvoll angesehen werden – oder auch aus sozialer Indikation in Ferienlagern und engen Wohnverhältnissen mit vielen Kindern. Es gibt Hinweise, daß die Kombination mit anderen Impfkomponenten zu einer abgeschwächten Antikörperbildung führen kann.

Hepatitis B-Schutzimpfung

Wenn hier über den Stellenwert der Hepatitis B-Impfung geschrieben wird, gilt dies zunächst nur für Länder, in denen die Hepatitis B nicht endemisch ist. Deutschland, Westeuropa, Australien und die USA zählen zu den Niedrig-Endemiegebieten, in denen die Infektion im Kindesalter die Ausnahme darstellt. Wie bereits im Kapitel über die Hepatitis dargestellt, liegt im Altersabschnitt zwischen 15 bis 25 Jahre der Infektionsgipfel für diese Erkrankung. Damit wird deutlich, daß die Hepatitis B tatsächlich keine Kinderkrankheit ist.

Seit 1982 gibt es eine aktive Hepatitis B-Schutzimpfung. Seit 1984 wird der Impfstoff auch gentechnisch als sogenannter rekombinanter Impfstoff hergestellt und seit 1985 zunächst in den USA und später auch in anderen Ländern als Indikationsimpfung für Risikogruppen über groß angelegte öffentliche Programme eingesetzt (zu den sogenannten Risikogruppen gehören: medizinisches Personal, Homosexuelle, Heterosexuelle mit HBs-Ag-positiven Partnern, Drogenabhängige, Hämodialysepatienten, Bewohner/Betreuer von Behindertenheimen, Empfänger von Blutprodukten, Neugeborene von HBs-Ag-positiven Müttern, nahe Angehörige von HBs-Ag-Positiven).

In Folge des Impfprogramms kam es zu einem Rückgang der Hepatitis B-Infektionsraten, zum Beispiel bei medizinischem Personal von 6% auf 1%. Trotz kontinuierlichem Rückgang der Hepatitis B-Gesamthäufigkeit führte man in den USA 1992 die generelle Impfung auch für Kinder ein, da man glaubte, mit der Indikations- beziehungsweise Risikogruppenimpfung nicht effizient genug gegen die Erkrankung vorgehen zu können. Ferner nahm man an, daß Kinder am einfachsten für generelle Impfprogramme erreichbar wären. Auch wurde als Ziel bis zum Jahr 2010 die weltweite Ausrottung der Hepatitis B formuliert. Um dieses Ziel zu erreichen, ist eine erfolgreiche Durchimpfungsrate von deutlich über 90% notwendig. Dies erscheint aus mehreren Gründen für die Hepatitis B unrealistisch:

- Etwa 5% aller Geimpften sprechen nicht oder nur unzureichend auf die Impfung an.
- Bei Immungeschwächten steigt diese Rate auf über 60% an.
- Mit Blick auf die bisher erreichten Durchimmunisierungsraten bei etablierten Impfungen (Polio 91,2%, Diphtherie 87%, Tetanus 87,9%) ist für die Hepatitis B für die nächsten 10 Jahre kein vergleichbares Ergebnis zu erwarten. Die Ausrottung der Hepatitis B erscheint daher ein unrealistisches Ziel zu sein, zumal in Hochendemiegebieten wie Südamerika, Indien, China, Afrika eine Massenimpfung nicht finanzierbar ist.

Die Dauer des Impfschutzes ist unklar. Nach erfolgreicher Grundimmunisierung beträgt der Antikörpertiter nach einem Jahr nur noch etwa 10% des Ausgangswertes und fällt bei einem beträchtlichen Teil der Impflinge in der Folgezeit unter 10 U/l, einer Höhe, die als eine Art »Schutzgarantie« gilt. Ob nicht noch andere immunologische Faktoren wie zum Beispiel ein »Schutzgedächtnis« wirken, ist ebenfalls bisher wissenschaftlich nicht geklärt.

Impfkomplikationen haben dazu geführt, daß im Oktober 1998 in Frankreich die Impfempfehlung durch Beschluß der Regierung in Schulen ausgesetzt wurde. Schwere und zum Teil bleibende neurologische Schädigungen wie Sehnervenentzündungen mit Erblindung, multiple Sklerose und andere Lähmungsformen führten zu einer erheblichen Verunsicherung. In einzelnen Studien wurden neurologische Komplikationen in einer Häufigkeit von bis zu 1:2.000 beschrieben.[42] Auch eine Zunahme der Diabetes mellitus-Erkrankung bei Geimpften wird diskutiert.

Seit Oktober 1995 wird nun auch von der STIKO (Ständige Impfkommision) die generelle Hepatitis B-Impfung empfohlen.

Die prophylaktische Grundimmunisierung kann bereits während der ersten drei Lebensmonate begonnen werden, gefolgt von einer zweiten und dritten Impfung nach vier Wochen und sechs bis zwölf Monaten. Über den Zeitpunkt einer Wiederimpfung herrscht keine Einigkeit. Entscheidungskriterium könnte der Antikörpertiter mit den oben genannten Unsicherheitsfaktoren sein.

Sofern keine besonderen Risiken vorliegen, kann aus den oben genannten Gesichtspunkten eine Impfempfehlung im Säuglings- und Kleinkindalter nur mit großer Zurückhaltung ausgesprochen werden. Dagegen ist die passive und aktive Impfung eines Neugeborenen einer Hepatitis B-positiven Mutter eine notwendige und sinnvolle Maßnahme.

Masernschutzimpfung

»Die Grundlage der Impfstrategie gegen Masern ist in den wesentlichen Punkten falsch ...«, so beginnt ein Artikel in einer renommierten kinderärztlichen Fachzeitschrift, verfaßt von einem engagierten niedergelassenen Kinderarzt 1986/87.[43] Er stellte in seinem heftige Fachkritik hervorrufenden Beitrag die Frage nach dem Hauptargument für die Impfung, der Häufigkeit der Masernencephalitis (Gehirnentzündung). Diese wird offiziell mit 1:1000 bis 1:2000 angegeben, was aber jeglicher praktischen Erfahrung widerspreche und auch einer Überprüfung anhand der wissenschaftlichen Literatur nicht standhalte. Die Erfahrungen aus der kinderärztlichen Praxis und kritische epidemiologische Berechnungen kommen zu einer Relation von 1:10.000 bis 1:35.000. Mit einer derartigen Relation käme die Encephalitis-Komplikation der spontanen Masern in eine Größenordnung vergleichbar derjenigen nach der Impfung gegen Masern. Auch wenn hier nicht umfänglich auf die Pro- und Kontrastandpunkte eingegangen werden kann, so ist zumindest die Grundproblematik durch die skizzierten Fragestellungen umrissen.

Eine weitere wesentliche Frage bezieht sich auf die Dauer des Impfschutzes. Unbestritten ist die faktisch lebenslange Immunität nach natürlich durchgemachten Masern. Wie lange eine Immunität nach Impfung anhält und ob durch nachlassenden Impfschutz eine Verschiebung der Erkrankung in höhere Lebensalter zu befürchten ist, ist unklar, aber zu vermuten, zumal bei immer selteneren Kontaktmöglichkeiten mit »natürlichen Masern« (Wildmasern) die Chance für eine Auffrischung eines nachlassenden Impfschutzes auch immer kleiner wird.

Ziel der WHO (Weltgesundheitsorganisation) ist die Ausrottung auch der Masern. Dazu ist nach übereinstimmender Ansicht aller Fachleute eine Durchimpfungsrate von über 95 % Voraussetzung. Die ermittelten Zahlen zeigen bei Schulanfängern allerdings lediglich eine Masernimmunität von 80-90%. In welchem Umfang die Impfung oder die nach wie vor stattfindende natürliche Durchseuchung diese Immunität bedingt, kann nur geschätzt werden. Die Bedeutung dieser Durchseuchung mit Wildviren ist allerdings sicher nicht gering. Dies weist darauf hin, daß eine Ausrottung in absehbarer Zeit nicht erkennbar ist und möglicherweise auch eine Illusion darstellt, denn auch bei der Masernimpfung muß mit einem Impfversagen von mindestens 5-7% nach der ersten Impfung gerechnet werden. Langfristig betrachtet sind durch Massenbeimpfung Altersverschiebungen, wie oben bereits erwähnt, zu befürchten mit der Wahrscheinlichkeit von größeren Epidemien. Entsprechende Modellrechnungen ergeben für die USA bei einer Epidemie im Jahre 2050 eine theoretische Zahl von 25.000 Todesfällen.[44]

Hinsichtlich möglicher Impfkomplikationen besteht eine erhebliche Unsicherheit, da es keine Meldepflicht gibt. Neben dem Auftreten von Fieber und eventuell auch Fieberkrämpfen bei etwa 5 bis 15% der Impflinge sind neurologische Schädigungen in Form von Impfencephalitiden oder aufsteigenden Lähmungen mit einer vermuteten Häufigkeit von 1:1 Million sehr gefürchtet. Weiterhin wird angenommen, daß die massive Zunahme von Allergien durch Impfungen zumindest begünstigt wird.

Die offizielle Empfehlung der STIKO sieht eine einmalige Kombinationsimpfung gegen Masern, Mumps und Röteln zwischen dem 12. bis 15. Lebensmonat vor, um einen frühestmöglichen Impfschutz zu erreichen. Impfungen vor dieser Zeit sind weniger wirksam, da mögliche mütterliche Antikörper im Kind die Ausbildung einer eigenen Immunität verhindern können. Durch die Wiederholung der Impfung zu Beginn der Schulzeit sollen lediglich Immunitätslücken geschlossen werden.

In Anbetracht der Tatsache, daß eine Ausrottung möglicherweise nur durch Zwangsmaßnahmen zu erreichen ist oder langfristig doch eine Illusion bleibt, scheint ein ausgewogenes Verhältnis zwischen Geimpften und Ungeimpften, wie zum Beispiel in Deutschland und der Schweiz, dazu zu führen, daß die Geimpften sich immer wieder durch den Kontakt mit Wildviren bei den Ungeimpften ihren Impfschutz aktualisieren können. Die Freiheit einer Impfentscheidung ist dazu Voraussetzung. Selbstverständlich sind Einzelentscheidungen für eine Impfung bei besonderen Risiken notwendig und sinnvoll. Außerdem kann die Frage einer Impfung bei Nichtgeimpften oder bisher Nichterkrankten vor Eintritt in die Pubertät erneut erwogen werden.

Mumpsschutzimpfung

»Mumps führt vor allem bei Jugendlichen und Erwachsenen zu Komplikationen, wie zum Beispiel Orchitis (Hodenentzündung nach der Pubertät), Oophoritis (Eierstocksentzündung), Pankreatitis (Bauchspeicheldrüsenentzündung) und sehr selten Encephalitis (Gehirnentzündung). Meningiale Symptome (Hirnhautreizungen) können in bis zu 10%, Liquorpleozytosen (Vermehrung weißer Blutzellen im Gehirnwasser) in bis zu 50% auftreten. Mit Ausnahme der Encephalitis bleiben diese Komplikationen normalerweise ohne Folgen ...«, so die Beschreibung eines Impffachmannes.[45] Ein weiterer Fachmann auf diesem Feld schreibt: »In ungeimpften Populationen betrifft die Erkrankung in der Hauptsache die Fünf- bis Neunjährigen. Durch die Einführung der Impfung hat sich jedoch das Erkrankungsalter in höhere Altersgruppen verschoben.«[46] Macht man sich klar, daß nur nach durchgemachter Mumpserkrankung ein lebenslanger und nach Impfung gegen Mumps lediglich ein zeitlich begrenzter Impfschutz entwickelt wird, dann muß man in Zusammenfassung der Aussagen der Impfexperten vermuten, daß es erst durch Einführung der Impfung zu einer Verschiebung der Erkrankung in einen Altersabschnitt kommt, in dem vor allem Komplikationen auftreten. Diese Vermutung wird immer wieder durch Eltern in Erinnerung an ihre im frühen Kindesalter komplikationslos durchgemachten Erkrankungen und auch von älteren, erfahrenen Kinderärzten bestärkt.

Bei der Urteilsbildung über das Für und Wider einer Impfung stehen neben grundsätzlichen Überlegungen immer die Komplikationen der Erkrankung einerseits und die möglichen Nebenwirkungen einer Impfung andererseits zur Diskussion. Das Komplikationsspektrum der Mumpserkrankung wurde bereits zitiert. Zur Häufigkeit liegen kaum verläßliche Zahlen vor. Da es keine Meldepflicht für diese Komplikationen gibt, errechnet man für die Hodenentzündung etwa 10 bis 14% für die Zeit vor der Pubertät und etwa 25% für die Zeit nach der Geschlechtsreife, wobei davon bis zu einem Drittel einseitige Hodenfunktionsstörungen erleiden. Die Encephalitis ist in den mitteleuropäischen Ländern sehr selten, sie kann mit Spätschäden einhergehen, soll aber insgesamt einen günstigeren Verlauf als bei Masern haben. Bisher unerwähnt blieb eine Innenohrschwerhörigkeit, die zu über 80% einseitig auftritt, meist erst spät diagnostiziert wird und fast ausschließlich als Komplikation bei Jugendlichen und Erwachsenen vorkommt.

Die Komplikationen der Mumpsimpfung sind sicher selten, wobei auch hier aus den bereits genannten Gründen keine zuverlässigen Zahlen vorliegen. Das Auftreten einer erhöhten Rate von Hirnhautentzündungen nach Impfung führte dazu, daß der verdächtige Impfstoff in einigen europäischen Ländern Anfang der 90er Jahre aus dem Handel gezogen wurde. In der Schweiz erkranken inzwischen viele Geimpfte an Mumps. Zu einem neuen Impfstoff kann man sich dort zur Zeit nicht entschließen, da ein solcher schon einmal fünf Jahre nach seiner Einführung wegen hoher Nebenwirkungen zurückgezogen werden mußte. Die Häufigkeit von Impfenzephalitiden wird mit 0,4-1:1 Mio. angegeben. Am häufigsten kommt es zu Nebenwirkungen, wie sie einer abgeschwächten Krankheit entsprechen, etwa bei 0,5-2% der Geimpften.

Die erste Mumpsimpfung wird zusammen mit der Masern- und Rötelnimpfung zwischen dem 12. und 15. Lebensmonat empfohlen, eine zweite zu Beginn der Schulzeit, um Impflücken zu schließen. Die gegenwärtige Impfstrategie führt mit hoher Wahrscheinlichkeit nicht zu dem früher hohen Immunisierungsgrad im Erwachsenenalter. Insofern sind individuelle Impfentscheidungen notwendig, wie sie bereits bei der Masernschutzimpfung beschrieben wurden. Eine generelle Empfehlung der Impfung halten wir für verfehlt.

Rötelnschutzimpfung

Die Rötelnschutzimpfung – eine Lebendimpfung wie die gegen Masern und Mumps – hat ausschließlich den Sinn, Mädchen zu immunisieren, damit bei einer zukünftigen Schwangerschaft der heranwachsende Fetus vor einer Schädigung durch eine Rötelninfektion der werdenden Mutter geschützt ist. Ein derartiger geschützter und sicherer Zustand vor Eintritt einer Schwangerschaft sollte unbedingt erreicht werden, zumindest was eine Rötelninfektion betrifft, denn es gibt auch andere, aber wesentlich seltenere Virusinfektionen, die ähnliche Fehlbildungen des Fetus bewirken können. Wie dieser Schutz zu erreichen ist, darüber gehen die Meinungen auseinander.

Die öffentliche Empfehlung sieht eine erste Impfung, meist in Kombination mit Masern und Mumps, ab dem 15. Lebensmonat vor, eine zweite Kombinationsimpfung zum Zeitpunkt der Einschulung und eine dritte alleinige Rötelnimpfung für Mädchen im Alter von elf bis fünfzehn Jahren. Als Nebenwirkung kann es besonders bei postpubertären Kindern nicht nur zu Symptomen wie bei einer natürlichen Erkrankung kommen, sondern bei 12-15 % der Geimpften auch zu rheumatischen Gelenkerscheinungen.

Offiziell wird beklagt, daß die Empfehlungen der STIKO nicht ausreichend hoch akzeptiert werden, wie Durchimmunisierungsraten zeigen, die im dritten Lebensjahr deutlich unter denen von Masern und Mumps liegen. Aus unserer Sicht wäre allerdings zu fragen, ob die niedrigeren Antikörpertiter nicht viel mehr durch eine relativ hohe Rate an Rötelnimpfversagern bedingt sind, wenn man davon ausgeht, daß überwiegend mit dem Kombinationsimpfstoff immunisiert wurde.

Interessanterweise steigt aber der Prozentsatz von Mädchen mit positivem Antikörpernachweis vom achten bis elften Lebensjahr von circa 75% auf etwa 90% an, ohne daß für diesen Zeitraum Impfungen empfohlen wären. Eine Erklärung für diesen Anstieg könnte sein, daß es durch einen Kontakt mit Rötelnwildviren zu einer klinisch nicht bemerkten oder nicht erkannten Infektion mit anschließender Antikörperbildung kam. In die gleiche Richtung gehen Erfahrungen, die zeigen, daß durch die bisherigen Massenimpfungen die Geimpften im gebärfähigen Alter durchschnittlich niedrigere Antikörpertiter aufweisen als die Ungeimpften – sofern diese Gelegenheit zur Ansteckung mit Wildviren hatten und sich damit einen Schutz erwerben konnten. Insgesamt gesehen scheint es auch für die Geimpften von Vorteil zu sein, in der Zeit bis zur Pubertät die Chance eines Wildviruskontaktes zu haben, um einen dauerhafteren Schutz aufbauen zu können, als es derjenige ist, der zeitlich begrenzt allein durch eine Impfung entwickelt wird. Auch für Röteln gilt, daß eine durchgemachte Erkrankung den besten Schutz vor einer Infektion in der Frühschwangerschaft mit ihren Folgen abgibt. Wir führen daher die Rötelnimpfung zur Zeit nur dann durch, wenn bei einem Mädchen in der Pubertät noch keine Antikörper nachweisbar sind.

Impfungen gegen Windpocken

In den letzten Jahren wird, wie nicht anders zu erwarten, das Spektrum möglicher Impfungen ständig erweitert. So ist seit 1994 ein Windpocken-Impfstoff zugelassen, aber bisher nur für Risikogruppen (immunsupprimierte Patienten wie Kinder mit Leukämien, Tumoren und Immundefekten, Organtransplantationen, schwerer Neurodermitis und schwerer Niereninsuffizienz) empfohlen.[47] In den USA, Japan und Südkorea wird diese Impfung routinemäßig im Kleinkindalter eingesetzt. Da Windpocken und Herpes Zoster (Gürtelrose) den gleichen Erreger haben und die Windpockenimpfung eine Lebendimpfung ist, muß davon ausgegangen werden, daß sich die Viren im Organismus einnisten und zu einem späteren Zeitpunkt zu einem »Impf-Zoster« führen. Außerdem läßt der Impfschutz nach zwei bis sechs Jahren nach, so daß in späteren Jahren eine Infektion mit größerer Gefährdung eintreten kann. Wir raten zu einer individuellen Entscheidung besonders bei Kindern der Risikogruppen.

Krankheit und Leben vor der Geburt – Mysterium Heilung

Im Kapitel »Was bedeutet eine anthroposophisch erweiterte Medizin?« wurden Fragen nach Zeiträumen vor der Geburt und deren Beziehung zum jetzigen Leben erörtert. Da es sich dabei um *geisteswissenschaftliche* Fragen handelt, müssen wir uns auch vom Geisteswissenschaftler beschreiben lassen, welche Zusammenhänge und Gesetzmäßigkeiten hier vorliegen, und dies im selben Maß, wie wir uns vom *naturwissenschaftlichen* Standpunkt aus die Ursachen und Verläufe der sogenannten Kinderkrankheiten in ihrem äußeren physischen Erscheinungsbild haben aufzeigen lassen.

Bei Rudolf Steiner findet sich eine große Zahl von Darstellungen und Hinweisen auf die karmischen, das heißt schicksalsmäßigen Beziehungen der Kinderkrankheiten in jeweils ganz unterschiedlich themenbezogenen Zusammenhängen. Hier kann nicht der Ort sein, eine vollständige Zusammenstellung dieser Beschreibungen vorzulegen. Wir wollen uns auf eine größere, umfassende Darstellung aus einem öffentlichen Vortragszyklus beschränken. Dabei sollen die wesentlichen Züge, so wie sie für diese Fragestellung hilfreich erscheinen, nachgezeichnet werden.[48]

Bei den einzelnen Beschreibungen der sogenannten Kinderkrankheiten konnte durchgängig beobachtet werden, daß unter mehr oder weniger umrissenen Bedingungen ein Erreger in den Organismus eindrang, beziehungsweise von ihm aufgenommen wurde, und sich der

Organismus dann in verschiedenen Formen mit ihm auseinandersetzen mußte. Dabei brachte der Organismus nicht nur eine Vielzahl von zum Teil eindrucksvollen Symptomen hervor. Er kam dadurch auch in krisenhafte Chaoszustände. Diese zeigten sich nicht nur in fieberhaft-entzündlichen Prozessen oder in Reaktionen, die mit Schwellungen oder Rhythmusstörungen zum Beispiel der Atmungstätigkeit einhergingen, sondern es trat im Verlauf der Heilung eine Neuordnung und Überwindung des Ausgangsproblems zum Beispiel in Gestalt einer Immunität ein, die ein Mehr als eine »restitutio ad integrum«, eine erhöhte Wiederherstellung der ursprünglichen Gesundheit, darstellte.

Auch neue Fähigkeiten und größere Stabilitäten wurden erworben. Wir haben es bei den Vorgängen der Überwindung, Neuordnung und Heilung mit »kindlichen Organisationskräften« zu tun, wie sie R. Steiner in dem genannten Vortragszyklus bezeichnet, auf die wir unser besonderes Augenmerk richten müssen. Mit Hilfe dieser »geistig-seelischen Kräfte, die da im ersten Kindheitsalter organisierend den Organismus durchtränken«, wird der kindliche Organismus nicht nur aufgebaut, sondern auch gegenüber den verschiedenen Einwirkungen der Umwelt – auch zum Beispiel als Erreger – immer wieder gesund erhalten und geheilt. Wir können uns also das Bild machen, daß eine Gesetzmäßigkeit als kindliche Entwicklung sich darin äußert, daß sich das seelisch-geistige Wesen des Kindes seinen Leib aufbaut und durchorganisiert, und daß es dies mit Hilfe und entgegen von Einflüssen der äußeren Welt vollzieht, um daran zu wachsen und zu erstarken. Nach der anthroposophischen Menschenkunde verwendet das Kind diese Organisations- und Wachstumskräfte während der ersten Jahre zum Aufbau des Organismus, macht sich den Leib passend und gestaltet sich ihn gemäß seiner individuellen Bedürfnisse. Diese Organisations- und Regenerationskräfte bringt das Kind mit, der Organismus ist »durchtränkt« von ihnen. Und es gehört mit zu den wichtigsten Ergebnissen der anthroposophischen Geisteswissenschaft, erkannt zu haben, daß diese »positiv-schöpferischen, kindlichen Organisationskräfte« nicht »etwa mit dem Zahnwechsel vollständig aufhören [...], sie werden gewissermaßen auf eine geringere Wirkungsmenge herabgedrängt, so daß wir später durchaus noch organisierende Kräfte in uns haben. Aber wir haben uns das Gedächtnisbildende erobert, das mit dem Zahnwechsel in das Bewußtsein eintritt und sich dadurch loslöst von der Organisation.«[49]

Somit ist eine weitere Gesetzmäßigkeit zu erkennen, nämlich daß diese »organisierende Kraft, diese Wachstumskraft gewissermaßen umgewandelt werden muß in geistig-seelische, sagen wir in Erinnerungskraft, in gedankenbildende Kraft«. Mit dieser Beschreibung einerseits von organismusbildenden und andererseits gedächtnis- und erinnerungsbildenden Kräften ist ein Brückenschlag vollzogen zwischen der körperlichen und der geistig-seelischen Entwicklung des Kindes. Diese Zusammenschau leiblicher und geistig-seelischer Prozesse ist eine bedeutsame Grundlage für ein erweitertes Verständnis von Krankheit im allgemeinen und Kinderkrankheiten im speziellen.

So kann gesehen werden, daß durch die Vorgänge, die als Kinderkrankheiten erscheinen, sich Organisationskräfte in den ersten Kindheitsjahren, überwiegend bis zum Zahnwechsel, ausleben und damit in die Bildung des

Körpers eingeflossen sind. Besitzt das Kind ein großes Potential an Organisationskräften, muß viel umgewandelt werden; und die sogenannten Kinderkrankheiten sind aktive und schöpferische Leistungen, um diese Umwandlungsprozesse auf körperlicher Ebene möglich zu machen. Viel Phantasie und ein reiches Innenleben des Kindes sind der seelisch-geistige Ausdruck für diesen Tatbestand.

Nun kann aber auch die Konstellation vorliegen, daß »es im menschlichen Organismus möglich ist, daß Kräfte, die eigentlich ins Geistig-Seelische hineingehen sollten im richtigen Lebensabschnitt, unten bleiben in der physischen Organisation ...«, also, »... wenn wir zu wenig umwandeln, dann bleiben organisierende Kräfte da unten, treten irgendwo auf, und wir erhalten jene Neubildungen, jene karzinomatösen Neubildungen ...«. Was an Organisations- und Wachstumskräften nicht während der Kindheitsjahre in die Organismusbildung einfließt, das heißt zum Körperaufbau und Körperumbau verwendet wurde, kann zur Grundlage einer »Überschußbildung«, einer Karzinombildung im späteren Erwachsenenleben werden.

Es findet sich in dieser Beschreibung eines geisteswissenschaftlichen Sachverhaltes die Grundlage für die Phänomene und empirischen Beobachtungen des Zusammenhanges der sogenannten Kinderkrankheiten mit Krebserkrankungen im Erwachsenenalter, wie sie im Kapitel »Fieber und Krebserkrankungen« dargestellt wurden.

Doch nun mag die Frage entstehen, wie es zu diesem großen Potential an Organisationskräften kommt. In der weiteren menschenkundlichen Darstellung Rudolf Steiners sind folgende Hinweise enthalten: »Wenn wir dabei angelangt sind, zu erkennen, wie im menschlichen Organismus bei einer Erkrankung im späteren Lebensalter, die nach der Richtung der Neubildung geht, zu viel organisierende Kraft da ist, die also ein Überschuß gewissermaßen in einer Organisationsinsel ergibt, dann ist man eben auch nicht mehr weit davon, sich zu sagen: Weist so das spätere Lebensalter auf die früheste Kindheit zurück, so weist schließlich dasjenige, was sich in der Kindheit zeigt, auf die Zeit vor der Geburt oder sagen wir vor der Empfängnis zurück; es weist zurück auf das geistig-seelische Dasein des Menschen, das er durchlaufen hat, bevor er mit einem physischen Leib umkleidet wurde. Ein solcher Mensch hat einfach zu viel mitgebracht an Geistig-Seelischem aus seinem vormenschlichen Leben, vorirdischen Leben, und dieser Überschuß lebt sich in den Kinderkrankheiten aus.«

Mit diesen anthroposophisch-geisteswissenschaftlichen Darstellungen ist ein Bogen geschlagen zwischen körperlich-physischer und geistig-seelischer Daseinsverwirklichung des Menschen und eine Zusammenschau vollzogen des jetzigen mit einem vorausgegangenen Leben. Es ist sicher zu bemerken, daß diese Sicht nicht im Widerspruch mit einem naturwissenschaftlichen Standpunkt zu stehen braucht. Eine solche anthroposophisch erweiterte Perspektive begnügt sich nicht mit der alleinigen Ursache-Wirkungsbeziehung zwischen Erreger und Wirtsorganismus, sondern sie erweitert und ergänzt diese um die Dimension der geistig-seelischen Existenz des Menschen. Und das Mysterium der Heilung als immanentes Integritätsbestreben des Menschen gegenüber den Einwirkungen von außen wird als Prozeß einer fortwährenden Entwicklung zu einem immer vollkommeneren Menschsein erahnbar.

Wenn es sich um Fragen von Gesundheit und Krankheit handelt, orientieren wir uns gewöhnlich nach naturwissenschaftlich begründeten Standards, Vorschriften und üblichen Vorgehensweisen oder praktischen Regeln. Durch die Erfüllung dieser Anweisungen suchen wir Gewähr oder zumindest eine gewisse Sicherheit, alles getan, beziehungsweise weitgehend richtig gehandelt zu haben, um Schädigungen oder Komplikationen durch Krankheiten zu vermeiden. Weiterhin sind wir gewöhnt, bei untypischem Verlauf oder auftretenden Komplikationen die Schuld auf die ungeeignete Vorschrift, ein falsches Verfahren oder aber auf das Ungenügen des Arztes zu schieben. Umgekehrt scheint es für die Güte und Qualität des Therapeuten zu sprechen, wenn durch seine Maßnahmen eine Krankheit erst gar nicht auftritt oder die Symptome rasch und ohne Beeinträchtigung wieder verschwinden. Diese Haltung entspricht durchaus heute üblichen Vorstellungen; doch kann sie voll befriedigen?

Natürlich existieren Regeln und Gesetzmäßigkeiten. Diese müssen sich jedoch aus einem immer weiter fortschreitenden Verstehen des komplizierten und vieldimensionalen Wesens Mensch ergeben. Und dieses Verstehen wird bestimmt vom Bild, das sich der Mensch vom Menschen macht. Betrachtet er ihn als Opfer, wird sein Vorgehen anders sein, als wenn er den Kranken als Täter, als Gestalter erkennt. Soll das Verhältnis von Patient und Arzt nicht von außen, das heißt autoritär oder heteronom bestimmt werden, sondern seine Grundlage durch Einsicht von jedem einzelnen finden, setzt dies die Form einer Zusammenarbeit von Patienten beziehungsweise Eltern (Laien) und Arzt (Sachkundigem) voraus, die nicht allgemein üblich ist und daher bewußt vollzogen werden muß. Ist eine solche Form möglich und zu leisten?

Man kann natürlich diese Frage direkt verneinen. Es ist demgegenüber aber auch ein Standpunkt möglich, der nicht nur die bestehende Symptomatologie einer Krankheit, sondern auch die Entwicklung des einzelnen Wesens in seinen geistig-seelischen Belangen berücksichtigt. Und nicht nur das. So notwendig und unabdingbar die Beachtung der individuellen Bedürfnisse gerade im Kranksein ist, so bedeutsam ist auch, deren Konsequenzen und Tragweite für die menschliche Gemeinschaft im Auge zu behalten. Wie oft wird nicht vom Arzt erwartet, daß durch seine Maßnahmen alle Symptome nach Möglichkeit schon am ersten Tag verschwinden? Wie gern verdrängen wir im Angesicht einer Krankheit das eigentliche Wissen um die zeitliche Gesetzmäßigkeit, deren Kommen und Gehen, und glauben, nicht die Zeit, die Kraft und den Mut zu haben, den Verlauf durchzustehen? Und welche Folge- oder Wiederholungskrankheiten handeln wir uns durch unsere Ungeduld, unser Unwissen oder unsere Kurzsichtigkeit ein? Und was bürden wir damit dem Patienten selbst, aber auch der Gemeinschaft auf?

Dabei kann doch nur die Frage im Vordergrund stehen: Wie können Bedingungen geschaffen werden, unter denen das Individuum seine ureigenen Möglichkeiten und Fähigkeiten entwickeln kann, um sie der Gemeinschaft frei zur Verfügung zu stellen? Mit dieser Frage hängt unmittelbar zusammen, welchen Stellenwert wir dabei einer Krankheit beimessen. Was kommt ihr auf diesem Entwicklungsweg an förderlichen oder behindernden Eigenschaften zu?

Und hier wird deutlich: Wissenschaftliche Standards, Vorschriften und Regeln haben unter dieser Fragestellung nur bedingt einen Wert, sie mögen sogar hinderlich sein. Hier schlagen Patient und Arzt eine Richtung ein, in der durch das gemeinsame Verständnis von Krankheit und Gesundheit als ureigener Schöpfungsakt des Individuums sich der Charakter von Anweisungs- und Regelwerken in ein verständnisbereites und mitverantwortliches Mitarbeiten verwandelt. Aus einer heteronom bestimmten Haltung entbindet sich durch das gemeinschaftliche Bemühen das Bild eines frei und autonom bestimmten Weges für den Patienten, seine Begleiter und den Arzt. Das Gehen dieses Weges begleitet gegenseitiges Vertrauen und gemeinsam getragene Verantwortung. Regeneration und Heilung nach einem auf diese Weise zurückgelegten Weg bergen nicht nur einen Gewinn an Stabilität und Entwicklung für das Individuum, sondern tragen auch zur Gesundung der menschlichen Gemeinschaft bei.

Anmerkungen

1 Buchwald, G.: Der Gesund-
heitsberater 1/1988, S. 5-21.
2 Vgl. Hildebrandt, G.: Gesundheit, Leistungsfähigkeit
und rhythmische Ordnung;
in: Therapeutikon 6 (12)
1991, S. 628-638.
3 Kienle, G.: Arzneimittelsi-
cherheit und Gesellschaft.
Eine kritische Untersu-
chung, Stuttgart 1974.
4 Schipperges, H. in: Ringe-
ling, H.: Ganzheit und Gesundheit. Biblisches Men-
schenbild und medizinische
Ethik; in: Schweizer Ärzte-
zeitung 51/1982, S. 2321-
2328.
5 Schad, W.: Gesundheit und
Krankheit in Medizin und
Ökologie; in: Der Merkur-
stab 51, 4/1998, S. 193-197.
6 Schad, W.: a.a.O.
7 Matthiessen, P. F. in: Biolog.
Medizin 23 (3)/1994, S. 162-
163.
8 Sagan, L. A.: Gesundheit der
Nationen, Reinbek 1992.
9 Sagan, L. A.: a.a.O.
10 Matthiessen, P. F.: a.a.O.
11 Külken, Th.: Fieberkon-
zepte in der Geschichte der
Medizin, Heidelberg 1985.
12 Külken, Th.: a.a.O.

13 Külken, Th.: a.a.O.
14 Külken, Th.: a.a.O.
15 Külken, Th.: a.a.O.
16 Klarhamm, M. M. u.a.; zit.
aus: Nesse, R. M., Williams,
G. C.: Warum wir krank
werden, München 1997.
17 Hensel, H.; zit. nach Külken, Th.: a.a.O.
18 Blumberg, R.: Effects of
Measels on the Nephrotic
Syndrome; in: Am. J. Dis
Child. 73/1947, S. 242-243.
19 Selawry, O.; zit. nach Külken, Th.: a.a.O.
20 Schmidt, R.: Krebs- und Infektionskrankheiten; in:
Med. Klinik 43/1910,
S. 1690-1693.
21 Kölmel, K. F. u.a.: Infections
and melanoma risk. Melan-
oma Research, im Druck
1999.
22 Abel, U.: Infekthäufigkeit
und Krebsrisiko; in: Dtsch.
Med. Wschr. 111/1986,
S. 1978-1981.
23 Albonico, H. U.: Häufigkeit
fieberhafter Infektions-
krankheiten im Kindesalter
in der Vorgeschichte von
Karzinompatienten; in: Der
Merkurstab 1/1996, S. 1-19.
24 Mutius, E. v. u.a.: The preva-

lence of asthma and allergic disorders among children in united Germany: a discriptive comparison; in: BMJ 305/1992; S. 1395-1399.
Ders. u.a.: Differences in the prevalence of asthma and atopic sensitisation between East and West Germany; in: Am J. Respir. Crit. Care Med. 149/1994, S. 358-364.

25 Duhme, H. u.a.: Asthma and allergies among children in West and East Germany: a comparison between Münster and Greifswald using the ISAAC phase I in protocol; in: Eur. Respir. J. 11/1998, S. 840-847.
Mutius, E. v. u.a.: Increasing prevalence of hay fever and atopy among children in Leipzig, East Germany; in Lancet 351 (9106)/1998, Mar 21, S. 862-866.

26 Steiner, R.: Theosophie. Einführung in übersinnliche Welterkenntnis und Menschenbestimmung, GA 9, Dornach 1987, 31. Aufl.

27 Glöckler, M.: Leben vor der Geburt, Esslingen 1998.
Dies.: Leben nach dem Tod, Esslingen 1998.

28 Steiner, R.: Theosophie, a.a.O.

29 Goebel, W./Glöckler, M.: Kindersprechstunde. Ein medizinisch-pädagogischer Ratgeber. Erkrankungen – Bedingungen gesunder Entwicklung – Erziehung als Therapie, Stuttgart 1998, 13. Aufl.

30 Witzenberg, B. C.: Masernsterblichkeit und Therapie, in: Beiträge zu einer Erw. d. Heilk., Jg. 28, 3/1975, S. 116.

31 Windorfer u.a.: Bundesgesetzblatt 3, 87, 1993.

32 Peuckert, W.: Scharlach – mikrobiologische Probleme; in: Päd. Praxis 38/1989, S. 37-42.

33 Schmitt, S./Adam, D.: Wie aussagekräftig sind Streptokokken Schnellteste? In: Päd. Prax. 38/1989, S. 57-62.

34 Husemann, F.: Scharlach und eitrige Angina in 10-jähriger Praxis; in: Der Merkurstab 51 (1)/1998, S. 16-24.

35 Goebel, W./Glöckler, M.: a.a.O.
Kummer. K. R.: Masernverlauf in einer Kinderarztpraxis; in: Der Merkurstab 3/1992, S. 180.
Stellmann, H. M.: Kinderkrankheiten; in: Der Merkurstab 2/1999, S. 96.
Albonico. H. U.: Krankheit,

Angst, Impfverhalten; in:
Der Merkurstab 4/1998,
S. 230.

36 Hollinger, F. B.: Compre-
hensive control (or elimina-
tion) of hepatitis B virus
transmission in the United
States, Gut 1996, 38 (suppl.),
S. 24-30. Zit. nach: Meinecke,
Chr. K./Hilgard, D. in:
Der Merkurstab 4/1998,
S. 220.

37 Meinecke, Chr. K., Hilgard,
D.: a.a.O.

38 Jilg, W.: Schutzimpfungen.
Kurzkompendium zum ak-
tiven und passivem Impf-
schutz, Landsberg 1996.
Handbuch der Dtsch. Ges.
für päd. Infektiologie, München 1997.

39 Jilg, W.: a.a.O.

40 Kries, R. v. u.a.: System. Hä-
moph. influenzae-Erkran-
kungen in Deutschland:
1992-1995; in: Monatsschrift
für Kinderheilkunde
135/1997, S. 136-143.

41 Sitzmann, F. C. (Hrsg.):
Impfungen, München 1998.

42 Shaw, F. E. u.a.: Postmarke-
ting surveillance for neuro-
logic adverse events repor-
ted after hepatitis B vaccina-
tion; in: American J. of
Epidemiol. 127 (2)/1988,
S. 337-352.

43 Zimmermann, H. v. Masernschutzimpfung einschrän-
ken! In: Päd. Prax.
34/1986/87, S. 587-593.

44 Levy, D. L.: The future of
Measels in highly immuni-
zed Populations; in: Am. J.
Epid. 120/1984, S. 39-48.

45 Sitzmann, F. C. (Hrsg.):
a.a.O.

46 Jilg, W.: a.a.O.

47 Arndtz, N. u.a.: Gegen Vari-
zellen impfen? In: Monatsschrift für Kinderheilkunde
147/1999, S. 626-633.

48 Steiner, R.: Physiologisch-
Therapeutisches auf Grundlage der Geisteswissen-
schaft. Zur Therapie und
Hygiene, Vorträge vom
7.-9. 10. 1920, GA 314,
Dornach 1989, 3. Aufl.

49 Steiner, R.: a.a.O.

MARKUS WIESENAUER / VOLKER FINTELMANN

Naturheilverfahren – Homöopathie – Anthroposophische Medizin

128 Seiten. Broschur

Aus dem Inhalt: Grundprinzipen der Homöopathie · Die Ähnlichkeitsregel · Homöopathische Arzneimittel · Hinweise zur Anwendung homöopathischer Arzneimittel · Möglichkeiten und Grenzen der Selbstbehandlung · Hydrotherapie · Wärme- und Kälteanwendungen · Phytotherapie in der Selbstmedikation · Verordnungsfähigkeit von Arzneimitteln der Phytotherapie · Geschichte der Anthroposophischen Medizin · Zum Krankheitsverständnis · Vom Wesen der Heilmittel · Die Misteltherapie der Krebskrankheit · Weitere Therapiemöglichkeiten.

OLAF KOOB

Die kranke Haut

Spiegel der Seele – Grenze zur Welt
Therapie und Prophylaxe

112 Seiten. Broschur

Aus dem Inhalt: Haut und Hülle · Unsere Haut – Spiegel und Grenze · Die Haut als Ganzheitsorgan in Gesundheit und Krankheit · Das Heringsche Gesetz und die Haut · Die Haut in der östlichen Heilkunde · Haut und Psyche · Die Allergie · Die Neurodermitis · Die Akne · Die Schuppenflechte · Haut und Licht · Die Gürtelrose · Das Pilzproblem.

MAYER

Hermann Glaser

Handbuch GESUNDHEITSPFLEGE

Alte und neue **Hausmittel** zur **äußeren Anwendung**

METHODEN ♦ INDIKATIONEN ♦ TIPS

Esslingen 1999
112 Seiten. Broschur
DM/SFR 24,- /öS 175,-
ISBN 3-932 161-22-X

neu !

Von Kopf bis Fuß, nach Indikationen geord-net, enthält das Handbuch **über 300 klinisch erprobte Anwendungen,** die sich in der häuslichen Gesundheitspflege problemlos umsetzen lassen. Die dargestellten Wickel, Auflagen und anderen Anwendungen sind oft verblüffend einfach, kostengünstig und wirkungsvoll. Die erforderlichen Zutaten sind meist in jedem Haushalt zu finden oder lassen sich rasch in der Apotheke besorgen. "Nebenwirkungen" sind hier erwünscht und für den Kranken meist angenehm. Mit Duft, Wärme oder Kälte entfalten die Anwen-dungen ihre Kraft und regen den Organis-mus sanft zur Heilung an ...

Ein spezielles Verzeichnis gibt Aufschluss, welche Substanzen (WALA, WELEDA) sich bei den verschiedenen Erkrankungen zur äusserlichen Anwendung besonders eignen.

"**Ein kleiner Schatz für Eltern und Therapeuten**
Ein wichtiges Buch (...)
Es gehört in die Hände von Therapeuten und Laienpflegern und beide werden die Hilfe zu schätzen wissen ..."

Zeitschrift INFO 3

GESUNDHEITSPFLEGE initiativ
... mehr Kompetenz
in Gesundheitsfragen

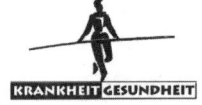

Fax (0711) 931 97 70 . eMail: initiativ@es-internet.de . http: www.gesundheitspflege.de